Sexualidad 40+

Estamos muy DIVAS

Ascensión Gómez López
@matro_fisio

OBERON

Primera edición: mayo 2026

Textos: © Ascensión Gómez López
Prólogo: © Miriam Al Adib Mendiri
Imágenes: © 2003-2026 Shutterstock, Inc., excepto páginas 46, 47, 51, 63 y 66: © Nuria Domínguez Pérez (@perinupower) y página 118: © Ascensión Gómez López
Elaboración de cubierta: © Yolanda Cabrera

© EDICIONES OBERON (G. A.), 2026
  Valentín Beato, 21. 28037 Madrid
  Depósito legal: M-3971-2026
  ISBN: 979-13-87775-37-7
  Printed in Spain

PAPEL DE FIBRA
CERTIFICADA

Dedicado a mi abuela, a mi madre, mi tía, mis
hijas, mi sobrina y a todas las mujeres de mi
linaje, incluidas mis hermanas no de sangre.

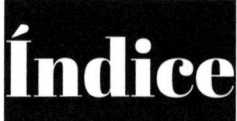

Índice

Prólogo

Conozco a Ascensión desde hace muchos años, y siempre he admirado en ella esa mezcla tan poderosa de rigor profesional y activismo profundo por el parto respetado y la salud de las mujeres. Matrona, fisioterapeuta —o, como a ella le gusta decir, matrofisio—, lleva años poniendo el cuerpo, la voz y el conocimiento al servicio de un acompañamiento más humano, más consciente y más libre.

Pero lo que más me conmueve de este libro no es solo su trayectoria, sino el lugar vital desde el que nace. Porque este texto es fruto de un despertar: el redescubrimiento de su propia sexualidad en la menopausia, un viaje íntimo que ella ha vivido con tanta honestidad y entusiasmo que resulta contagioso. He tenido la suerte de compartir con ella conversaciones y un directo en Instagram donde ya se intuía esa fuerza transformadora: la certeza de que el placer, el deseo y la conexión con el propio cuerpo no tienen fecha de caducidad, y de que a partir de los 40 —y de los 50, y de los 60— puede abrirse una etapa luminosa, plena y profundamente libre.

Este libro es, en esencia, un regalo. Un mapa para otras mujeres que desean reconciliarse con su cuerpo, reencontrar su deseo o permitirse habitar una sexualidad más suya que nunca. Y es también la voz de una profesional que acompaña desde el conocimiento, sí, pero también desde la experiencia vivida en primera persona.

Gracias, Ascensión, por escribir lo que tantas necesitaban leer.

Miriam Al Adib Mendiri

Introducción

Cuando me propuse escribir este libro yo era una mujer completamente diferente a la que ahora está aquí delante del ordenador escribiendo. Tan sumamente diferente, que cuando empecé a estructurar el guion inicial, no tenía ni idea de lo que iba a terminar siendo. Y aún no he terminado.

Hablar de sexualidad, aunque sea de forma teórica, implica que hay que revisarse y cuestionarse muchas cosas. Incluso leyendo la evidencia o estudiando los diferentes aspectos de la sexualidad humana, lo personal se atraviesa y se cruza en cada línea de texto irremediablemente. Es imposible escindirse una misma para escribir sobre sexo, cuando el sexo es algo central en nuestras vidas y además está tan condicionado por lo que somos, lo que vivimos y lo que pensamos, que es inevitable que la propia experiencia personal se cuele por las letras mientras se escribe.

Siempre he sido una mujer sexualmente activa y creativa, aunque no recibí una «educación sexoafectiva» como tal, y bebí de muchos prejuicios y mitos sobre el sexo, del mismo modo que sufrí muchos mitos y prejuicios sobre el sexo y la libertad para disfrutarlo.

Yo crecí en una familia española del montón; ni rica ni pobre, ni especialmente conflictiva ni libre de violencia, ni moderna, ni tampoco especialmente represiva. Una familia «normal». Corrían los años 80, veía «La Bola de Cristal» y me creía feminista y moderna. Quizá lo era, en parte, porque lo que sí me sentía era tremendamente rara: no entendí nunca por qué besarse era decente, pero tocarse no; o me estallaba la cabeza cuando los chicos que salían con muchas chicas eran «muy guays» y se respetaban socialmente, pero si lo hacía yo, me llamaban puta. Es algo que he odiado siempre, que me llamaran puta. Pero si he aprendido una cosa con el tiempo, es que a todas nos llaman puta por un motivo o por otro en algún momento de nuestra vida. Sin excepción. Nunca llegué a entender lo de ser decente o hasta dónde se era decente en cuanto a las partes del cuerpo que se podían o no podían tocar, y en función de qué tiempos pasaba una de una categoría a otra. A día de hoy, sigo sin entenderlo.

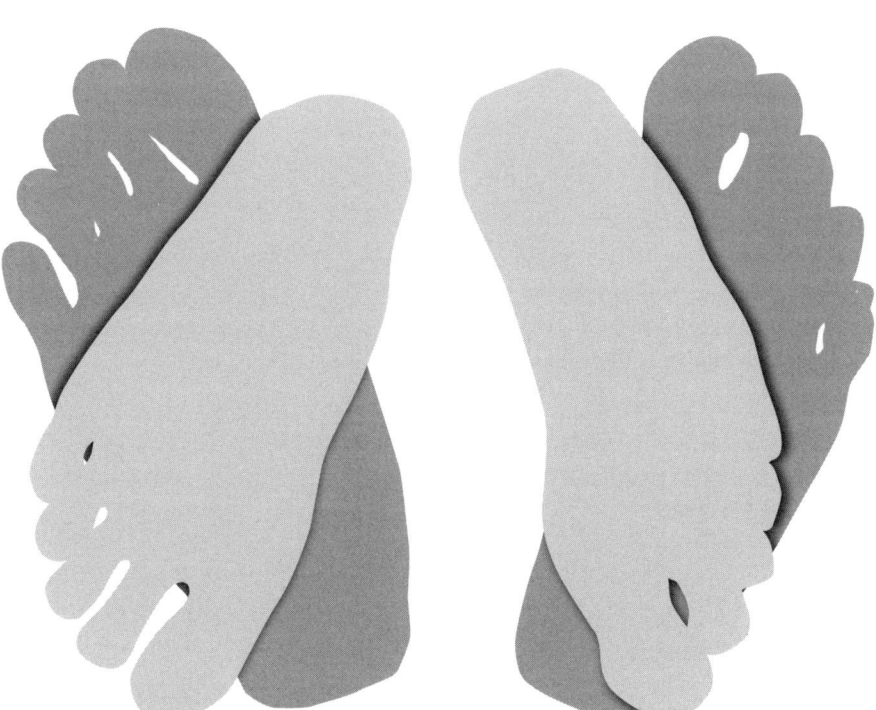

Todo esto viene a contextualizar el tiempo y el entorno en el que yo me inicié en el sexo compartido, y desde qué lugar. Yo era heterosexual porque nunca me planteé otra posibilidad, ni la vi a mi alrededor. ¿Era realmente mi deseo? ¿Hubiera sido así si en mi círculo se hubiera tratado con total respeto y normalidad otras opciones sexuales? Es algo que no podré averiguar porque no puedo volver atrás en el tiempo, pero sí puedo ahora cuestionarme mi orientación, mis deseos y mis opciones actuales, como mujer adulta y consciente; ahora que empiezo a conocerme mejor y a conocer el mundo que no conocía.

Yo crecí y me creí que la virginidad existía, que mi cuerpo cambiaría cuando un pene entrara por primera vez en mi vagina; crecí y me creí que la estrecha era yo cuando lo intenté por primera vez, y que debía doler y sangrar. Yo crecí pensando que masturbarse era cosa de chicos, que el porno era la escuela del sexo, que sin amor el sexo era sucio y que mi placer dependía de lo que me hicieran y no de lo que hiciera yo. Con todo eso crecí, como casi todas las mujeres de mi generación.

Cuando llegué a la edad adulta y exploré un poco más mi sexualidad, lo hice en una relación cerrada, monógama, con una sola pareja durante muchos años. Esto no es ni bueno ni malo; simplemente es. El aprendizaje y la evolución de mi sexualidad fue a la par de otra persona, un hombre, el padre de mis hijas y con quien viví y disfruté mucho. La maternidad, la vida, te cambia todo, incluido el sexo. La experiencia sexual cuando te arrolla el cansancio, la entrega absoluta a tu criatura, y el implacable ritmo laboral, es todo un reto de supervivencia. Y, claro, el sexo pierde tiempo, interés y capacidad de respuesta. No es que muera el deseo; es que se duerme. Casi diría que hiberna, a la espera de tiempos menos revueltos.

Y así, caminando por la vida, y experimentando la sexualidad en cada etapa de forma diferente, llegué a los 50 y puse el marcador a cero. Porque me divorcié y volví a plantearme muchas cosas que ya tenía olvidadas, y tuve que aprender a compartir de nuevo con quien no conoces, a una velocidad que superaba con creces a la de mi adolescencia y juventud, en un cuerpo que ya no es joven y responde de manera diferente, con unos miedos nuevos en un momento vital supuestamente decadente. ¡Boom! Toda una bomba estalla en el cerebro y le da la vuelta a todo cuanto te has planteado toda la vida: cómo relacionarte, qué tipo de relaciones te apetecen ahora y con quién, con qué grado de compromiso, y especialmente, cómo será el sexo compartido ahora con cuerpos diferentes, cómo será la comunicación, cómo será ahora mi deseo y mi exploración.

Yo tuve la suerte de llegar a este momento de mi vida habiendo estudiado mucho sobre sexología y habiéndome trabajado muchos prejuicios y muchos mitos para poder entender mejor la sexualidad humana, y concretamente mi cuerpo, mi placer y mi experiencia sexual. Y, con todo y con eso, fue brutal vivirlo en primera persona, y fue demoledor cómo el patriarcado me pesó (y me pesa) en los estereotipos, en el reconocimiento del deseo, en la expresión de este, en mi ser mujer y disfrutarme. Pero cuántas mujeres se ven sin herramientas ni recursos en momentos así, y son presa fácil para quienes no respetan y aman a las mujeres. Porque no nos equivoquemos: las mujeres seguimos en el segundo puesto de libertad sexual, que está liderado por los hombres, y en el primer puesto de potenciales víctimas sexuales. Con esto en nuestras mochilas, hay que salir a la calle cada día; unas con pareja estable, otras con parejas consecutivas, otras sin pareja ni ganas de tenerla, pero todas con deseo propio, con placer innato y con más o menos fortuna para disfrutarlo.

Este libro va de esto; de nosotras y de nuestro placer. Este libro va de entender que el cuerpo cambia y evoluciona, y con él nuestra experiencia sexual. Pero que no solo es nuestro cuerpo el que causa que la vivencia sea mejor o peor, sino que todo lo que nos rodea y nos condiciona la vida también nos condiciona el placer. Si algo me gustaría que ocurriera es que cada mujer que lo lea se quede al final con ganas de ella misma y que se mire con pasión, sea cual sea su circunstancia vital y sea cual sea su edad.

Si hay un estereotipo especialmente malo para nosotras con respecto al sexo, es el que nos hace creer que solo la juventud es fuente de deseo y que el paso del tiempo nos hace perder la pasión. Perdemos colágeno, amigas, pero no el placer. Es más, con el paso del tiempo, cobra cada vez más sentido, si es que le hiciera falta tenerlo.

Mi cuerpo en el tiempo

Si hay algo indiscutible en esta vida, es que el tiempo pasa por todas sin excepción, y que es inevitable. Por todas las personas, hombres y mujeres, estén donde estén y en la época que sea. Y es inevitable.

Sí, sí, inevitable.

Imposible de evitar.

Hagamos lo que hagamos y nos echemos las cremas que nos echemos, el tiempo pasa y no perdona, como dijo el poeta. Y lo nuestro es pasar.

Esta verdad irrefutable no implica ni mucho menos que sea inútil cuidarse o que lo que podamos hacer para mejorar nuestra salud y condición física no tenga resultados maravillosos. Lo que esta verdad irrefutable significa es que, aun cuidándonos mucho y teniendo una salud óptima, el tiempo pasa y los tejidos cambian, el metabolismo cambia, la funcionalidad de los órganos cambia y, como no podía ser de otra forma, nuestra respuesta sexual y nuestra experiencia sexual también cambian. De hecho, quizá sea lo que más cambia de todo en nuestro cuerpo y en nuestra mente, porque la experiencia sexual se enriquece de la vida y las vivencias y depende muchísimo del contexto en el que vivimos y gozamos, o lo intentamos.

En este capítulo vamos a navegar por los cambios que nos pasan a todas por el hecho de estar vivas y no morirnos.

¿Envejecer o morir?

Pues sí. Así de claro y contundente. Desde el mismo momento en que nacemos, empezamos a envejecer, y la única forma de detener este proceso es la muerte. No hay más.

El envejecimiento tiene muy mala prensa, en gran medida debido a los estereotipos de género y el patriarcado, que nos quiere, sobre todo a las mujeres, siempre jóvenes y lozanas. Y, aunque es verdad que el envejecimiento en los hombres tampoco es una cosa muy bien aceptada, resulta infinitamente menos cruel que con las mujeres, que llegamos a hacer verdaderos atentados contra nuestra propia salud con tal de seguir pareciendo jóvenes al final de nuestras vidas. ¡Qué digo al final: a mitad del camino ya es un infierno! Y, tristemente, cada vez empieza la tortura más jóvenes, prácticamente desde niñas. Por eso este libro comienza a los 40, porque es más o menos la mitad de la vida de las mujeres, y no por otra cosa.

Se estima que la esperanza de vida en España en 2025 es aproximadamente 83,77 años para la población general, con una esperanza de vida de 81,11 años para los hombres y 86,34 años para las mujeres, según datos de 2023. Las mujeres vivimos más, sí, pero no mejor. Eso da para otro libro.

Así que, con los datos en la mano, los 40 sería la frontera ideológica entre contar hacia delante y contar hacia atrás. Vamos, la etapa de darle la vuelta al jamón. No supone un cambio significativo a nivel hormonal, ni metabólico ni nada de eso. No pasa nada especial a los 40 en lo biológico, pero en lo social es una hecatombe. La crisis de los 40. ¿Crisis? ¿Por qué? Si suponemos que hemos llegado a la mitad de la vida, y en teoría la crisis es porque hacemos un parón para reflexionar sobre lo que hemos logrado, lo que no, y si nuestra vida es lo que habíamos soñado o no se parece en nada... pues entonces aceptamos barco. Pero si no es así, si lo que sucede es que pensamos que la vejez nos ha alcanzado y que ya no somos sexualmente deseables, entonces tenemos un problema y se llama patriarcado. Y si hay un problema, hay una solución. ¡Vamos a buscarla!

Las mujeres cumplimos años, maduramos, cambiamos, y no podemos evitarlo. Los hombres también, pero este libro habla de nosotras. Es más:

evolucionar es necesario y la inmortalidad y la eterna juventud son fantasías inalcanzables. Por mucho que busquemos la piedra filosofal y la fuente de la eterna juventud, no las vamos a encontrar. Simplemente porque no existen.

Sin embargo, todas las publicidades y productos que nos venden a las mujeres están enfocados a eso: a aparentar una juventud infinita y a que nos sintamos mal con el paso del tiempo, como si fuera culpa nuestra que nuestra piel se arrugue o que el cuerpo nos cambie después de un embarazo. Tenemos que aparentar ser jóvenes, delgadas y sensuales por los siglos de los siglos y, si somos madres, que la maternidad nos traspase sin dejar huellas, no vaya a notarse que hemos producido seres humanos con nuestro propio cuerpo, gestando, pariendo y amamantando en muchos casos. Voy a insistir mucho en la palabra «aparentar» porque ese es el truco: no se puede rejuvenecer. Puede parecerlo en un contexto concreto y que nos lleguemos a creer esa ilusión óptica; pero no es más que una ilusión, un trampantojo. No es lo que parece.

¿Y para qué? O más bien, ¿para quién? Para la mirada masculina, naturalmente. Seguir siendo «objetos de deseo» y no mujeres deseantes. Es una trampa mortal.

Hay que salir de ella, amiga. Corriendo.

Los 40 no son el principio del fin.

No son nada de nada.

Tampoco son los nuevos 30 o los nuevos 20. Eso es más de lo mismo. No se trata de que a los 40 aparentes 30; ni de que eso sea ideal.

Los 40 son los 40.

Los 50 son los 50.

Y como mucho, vamos alcanzando y superando niveles de experiencias vitales y sumando sabiduría en nuestros cuerpazos que, sean como sean, son nuestros y están diseñados para el placer. Por siempre jamás. Porque el cuerpo, sea como sea, y esté como esté, cumpliendo o no los estereotipos, sigue estando diseñado para el placer y sigue siendo funcional y deseante. Que no se olvide nunca esto.

Veamos qué sucede en nuestro cuerpo con el paso del tiempo, tanto por dentro como por fuera, ya que la información es poder y conocer el proceso de la vida y lo que es normal y lo que no, nos ayudará a tomar decisiones informadas y a ser conscientes de la realidad.

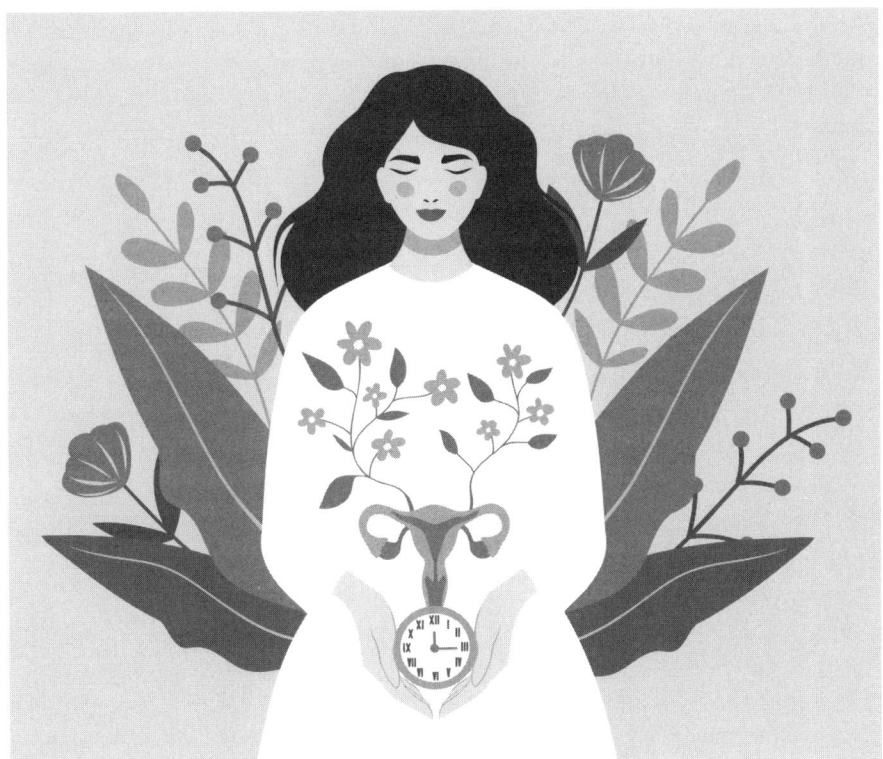

Lo que cambia por fuera

El cuerpo es nuestro envoltorio y también nuestro escaparate. En nuestro cuerpo habitamos desde el nacimiento a la muerte, y somos lo que somos. No tenemos un cuerpo: somos un cuerpo. El cuerpo es indiscutiblemente la primera impresión, pero también es nuestra vivencia y nuestro sentir. Somos cuerpo, mente y emoción, pero nunca por separado, sino todo junto. Nuestro cuerpo hace que seamos como somos, y somos como somos y por eso tenemos el cuerpo que tenemos. Es indivisible.

Tal y como vemos y tratamos a nuestro cuerpo, nos estamos tratando a nosotras mismas. Es tremendamente difícil, lo sé. Porque desde que somos pequeñitas recibimos millones de mensajes, más directos o más subliminales, haciéndonos creer todo el tiempo que nuestro cuerpo no es suficiente: suficientemente delgado, suficientemente musculado, suficientemente flexible, suficientemente hermoso. El gran negocio es que las mujeres creamos que no somos suficiente, y que nuestro cuerpo sea odiado y maltratado, para ser siempre más en ese estándar imposible que es ser eternamente joven, delgada y sexy (para lo que algunos piensan que es sexy, claro).

Hagamos una prueba. Ponte delante del espejo, desnuda, y mírate. Pero antes de que salga todo ese juicio que todas llevamos dentro y que es especialmente cruel con nosotras mismas, piensa que ese cuerpo que tienes delante es el de una mujer que no eres tú; una mujer a la que quieres y admiras. Estoy segura de que, si ese cuerpo tuyo fuera el de otra mujer, verías más belleza de la que ves cuando te miras a ti misma. A mí me pasa mucho, no creas que porque tenga un poco más de consciencia sobre esto a mí no me pesa el patriarcado como a todas. Hemos nacido y crecido con eso a nuestro alrededor. No va a ser fácil quitárselo de encima. Pero lo vamos a intentar.

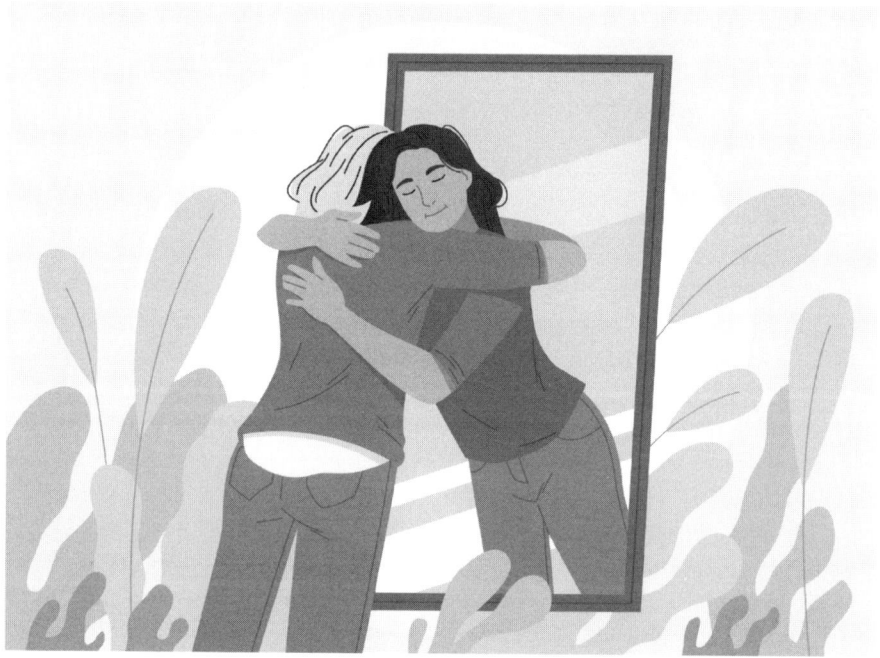

La piel

Quizá lo primero que pensamos en cuanto nos viene a la cabeza la palabra «envejecimiento» son las arrugas. La piel. Nuestro órgano más grande y visible del cuerpo. Te voy a decir unas cuantas frases de eslóganes de productos para la piel (de las mujeres, claro): «detén los estragos de la edad», «frena el envejecimiento», «una piel 10 años más joven», «rejuvenecimiento sin cirugía». Son «productos de belleza», sí, pero no de salud, por lo visto. Porque no se publicita que la piel es un órgano que necesita estar sano para hacer sus funciones, no; lo que se publicita es un imposible: que tu piel no cambie con el tiempo.

La **piel** es una estructura magnífica que tiene muchas funciones: nos protege de las agresiones externas, nos regula la temperatura, nos pone en contacto con el exterior y con otros cuerpos, nos hace segregar sustancias químicas deliciosas como la oxitocina cuando nos la tocan adecuadamente, y también es una barrera de intercambio pues podemos absorber sustancias a través de la piel y podemos eliminar toxinas por la misma piel que nos envuelve, nos protege y nos cuida. ¿Y qué hacemos con ella? En muchos casos maltratarla por el hecho de cambiar su aspecto con el tiempo.

Para entender un poco los cambios que se producen en nuestra piel por el paso del tiempo, debemos conocerla un poquito. En general, la estructura de la piel podría dividirse en tres capas principales:

+ La parte más externa (epidermis) contiene células cutáneas, pigmento y proteínas. Lo que tocamos directamente es la epidermis.

+ Por debajo de la epidermis, tenemos otra capa en medio (dermis) que contiene células cutáneas, vasos sanguíneos, nervios, folículos pilosos y glándulas sebáceas. La dermis suministra nutrientes a la epidermis.

+ La capa más interna, bajo la dermis (la capa subcutánea), contiene las glándulas sudoríparas, algunos folículos pilosos, vasos sanguíneos y grasa.

Cada estrato de la piel contiene también tejido conectivo, con *fibras de colágeno* para dar soporte y fibras de *elastina* con el fin de proporcionar flexibilidad, resistencia y fuerza. La tersura de la piel se debe a este tejido conectivo, a esta malla de proteínas y rellena de agua que tenemos por todo el cuerpo.

La piel no solo cambia por la edad, sino que influyen muchos otros factores, como la alimentación, la exposición al sol, los contaminantes y la genética. El sol es uno de los factores más influyentes en el estado de la piel; la naturaleza nos dotó de más pigmentos en las pieles de las personas que vivían más expuestas al sol, pero eso fue antes de que nos moviéramos por el planeta a lo loco. Ahora los tonos de piel varían mucho y no en función de dónde vivimos. Las pieles oscuras son más resistentes a los cambios del tiempo mientras que las personas de piel clara muestran más cambios en la piel con el envejecimiento.

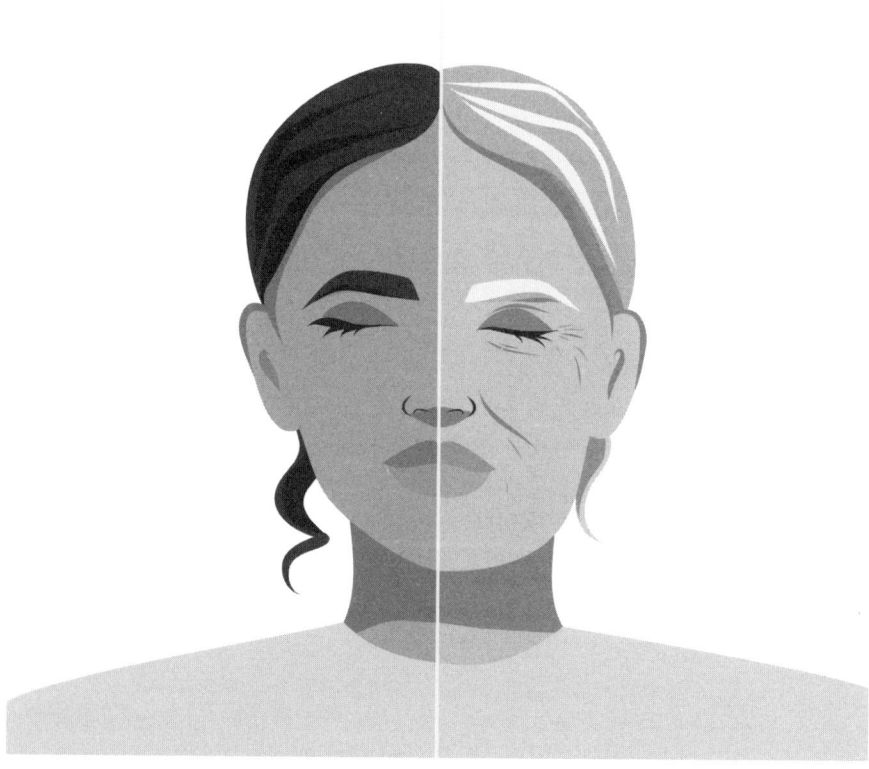

¿Por qué cambia tanto nuestra piel con el tiempo? Con el paso del tiempo, la capa más externa de la piel (la epidermis) se adelgaza, aun cuando la cantidad de capas celulares permanece sin cambio alguno. Pierde volumen y se hace más finita. La cantidad de células que contienen pigmento, que se llaman melanocitos, disminuye, y los que quedan, aumentan de tamaño.

De este modo, con el envejecimiento, la piel aparece más fina, con menos color y más traslúcida, como si se fuera haciendo transparente con los años. En las zonas más expuestas al sol, como las manos o la cara, empiezan a aparecer manchas pigmentadas, y es que los pobres melanocitos de han vuelto un poco locos y sueltan pigmento de forma diferente.

Los cambios en el tejido conectivo, sobre todo la pérdida de colágeno y de ácido hialurónico, reducen la resistencia y la elasticidad de la piel. No podemos evitar ese proceso, está claro, pero sí podemos hacer que sea más progresivo si nutrimos nuestro cuerpo adecuadamente, lo hidratamos bien y nos protegemos del sol. Y aun tomando colágeno, aun comiendo toda la vitamina E del mundo, la pérdida de elasticidad y las arrugas siguen siendo inevitables. Las arrugas son el resultado de la pérdida de elasticidad, la deshidratación de la epidermis y la reducción de la grasa subcutánea.

Los vasos sanguíneos que tenemos por toda la dermis también se vuelven más frágiles. Y es que el tejido conectivo está por todas partes, incluidos vasos y nervios; perder colágeno no solo afecta a la piel, sino que también afecta a estructuras como los vasos sanguíneos, que de igual modo pierden elasticidad y son, por tanto, más fáciles de romper. Esto lleva a que puedan aparecer hematomas con apenas un roce e incluso de forma espontánea, sangrado debajo de la piel (púrpura senil) y hemangiomas capilares.

¿Eres de las que tienen aceite en la cara desde la adolescencia? Seguro que has lamentado muchísimas veces tener tanta grasa en la piel, hasta que leas lo que viene a continuación. Las glándulas sebáceas tienen como misión, entre otras cosas, suministrar grasita a la piel para que mantenga la elasticidad. En períodos de grandes cambios en la piel, como la adolescencia y el embarazo, las glándulas sebáceas trabajan a pleno rendimiento con el fin de suministrar elasticidad extra y evitar que la dermis se rompa. A veces no consiguen paliar el estiramiento brusco y aparecen las famosas estrías. Bien, para eso sirve esa grasa que tanto nos molesta en ocasiones. Con el tiempo, las glándulas sebáceas pierden fuelle y van produciendo cada vez menos aceite. Los hombres experimentan esta caída en la producción más tarde que las mujeres; frecuentemente, después de los 80 años de edad. Las mujeres cambiamos el ritmo mucho antes, dando un bajonazo en la producción de aceite a granel después de la menopausia. Esto puede hacer que sea más difícil mantener la piel humectada, lo que causa sequedad y picazón. Es probable que haya épocas en las que parece que la piel es un pergamino que chupa las cremas hidratantes como si no hubiera un mañana y eso es porque tenemos las glándulas bajo mínimos.

La capa de grasa subcutánea también se adelgaza, por lo que nos quedamos con menos aislamiento y amortiguación. La distribución de las grasas en el cuerpo es otra cosa; estamos hablando solo de la piel. Este adelgazamiento aumenta el riesgo de lesión de la piel, reduce la capacidad de conservar la temperatura corporal y también se disminuye la absorción de fármacos por vía tópica.

Las glándulas sudoríparas también empiezan a bajar ritmo y producen menos sudor. Aunque seguro que te vienen a la cabeza los sudores nocturnos o los sofocos con relación a la menopausia, eso es otro tema y por otros motivos. Con la edad, nuestra piel pierde capacidad de sudar y eso hace que sea más difícil mantenerse fresca, aumentando el riesgo de sobrecalentarse o de sufrir insolación. De hecho, sudamos como descontroladas: a ratos somos una fuente y a otros estamos más secas que una mojama.

La piel envejecida se repara a sí misma más lentamente que la piel más joven. La curación de una herida puede ser hasta cuatro veces más lenta. Y eso sin contar con otros factores de salud, como la diabetes, que pueden afectar a la cicatrización.

Así que, resumiendo: la piel se vuelve fina, transparente, menos elástica y flexible, con menor capacidad de adaptación a los cambios, una cicatrización más lenta y una sudoración anárquica. Y todo esto no lo podemos frenar. Podemos ralentizarlo, sobre todo porque cuidar y conservar la piel sana es fundamental para la salud, pero no porque deba aparentar una edad que no tiene. El problema no es el envejecimiento, sino el hecho de que asociemos solo belleza a juventud, pues esta maldita asociación también nos condiciona la vida sexual, que a su vez se ve tremendamente condicionada por lo que consideramos deseable o no en función de lo que vemos bello.

Aquí es donde debemos poner el foco: ¿qué piel es más bella: la tersa o la arrugada? Ni una ni otra; o ambas. Simplemente están en momentos vitales diferentes, y no menos deseables. Cuidarse y mirarse con amor es algo que nos nutre siempre, la piel y lo que no es la piel. Darle grasita y mimos a la piel siempre es beneficioso para la salud, y no evitará que el tiempo pase, solo hará que pase más gustosamente. Además, esta piel que te envuelve y te protege también suministra mucho placer. La oxitocina, la hormona del amor, la calma y la sanación (como dice el título del libro de Kerstin Uvnäs Moberg), se segrega, entre otras vías, por el estímulo de la piel. Un masaje, un beso, una caricia y segregas oxitocina a chorros. El tacto es un sentido especialmente dotado para el amor y el placer. Cuidarnos la piel es también cuidarnos el flujo de oxitocina. Ojalá lleguemos a ese punto en el que las mujeres se miren al espejo y piensen «qué maravillosa piel tengo para ser tocada y chorrear oxitocina por los poros; me la voy a cuidar mucho para que se mantenga sana y funcionante toda mi vida». Con que se miren y piensen que están para comérselas «enteritas», me conformo. Y que dejen de desear ser más jóvenes y empiecen a desearse tal y como están.

Las mucosas

Si la piel es lo más visible públicamente, lo que más afecta en la intimidad es el cambio en las mucosas. ¿Qué son las mucosas? Pues es una piel especial; un tejido húmedo que recubre ciertas partes del interior del cuerpo, o no tan interior. Se llaman mucosas porque secretan un líquido espeso llamado moco, que tendrá características diferentes según el lugar donde estén. Tenemos mucosas en la nariz, la boca, en los pulmones, en el tubo digestivo, en las vías urinarias y en la zona genital. El envejecimiento afecta a todas las mucosas, pero vamos a poner especial atención en lo que sucede en nuestra zona genital, nuestra vulva y vagina, porque lo que sucede ahí tendrá un impacto directo sobre la experiencia sexual. Es muy importante diferenciar lo que es fisiológico de lo que es frecuente. Intento evitar ahora el término «normal» porque confundimos muchas veces la normalidad estadística, es decir, que algo sea estadísticamente normal porque es muy frecuente, con la normalidad funcional, es decir, lo que fisiológicamente ocurriría si no hay enfermedades o problemas de salud. Una vez aclarado esto, hablemos de las mucosas, especialmente de nuestra vulva y vagina, y de lo que ocurre por el hecho de vivir y el paso del tiempo. Porque las mucosas, como decía antes, son una piel especial, y también pierde elasticidad, grosor y firmeza con el paso de los años, la pérdida de colágeno y todas las cosas que afectan al resto de la piel. A todo esto, se le añade un factor muy importante: el cambio hormonal que se produce en el climaterio cuando se va acercando la menopausia, y que nos acelera ciertos cambios. Con esto quiero decir que lo que ocurre en nuestras mucosas no es solo por la menopausia, sino que la menopausia lo que hace es acelerar algunas cosas en relación con el envejecimiento de las mucosas, por eso es muy necesario cuidarlas antes de que eso ocurra, para evitar un impacto demasiado fuerte y que nos haga perder la fisiología y adentrarnos en lo patológico. Dentro de la más estricta normalidad funcional está eso: que las mucosas sean más finas, menos elásticas, más claritas, con más flaccidez y menor capacidad para segregar moco. Hasta aquí. En el momento que empiezan a aparecer otras cosas, como la sensación de sequedad intensa, picor, escozor, sangrados por grietas en los pliegues vulvares, dolor en la penetración (dispareunia), afectación urinaria, con infecciones recurrentes, sensación de escozor o dolor al orinar (disuria), e incluso incontinencia (de esfuerzo o de urgencia), ya no estamos hablando del envejecimiento normal funcionalmente hablando; estamos ante un síndrome genitourinario, una patología que tiene mucho que ver con el estado hormonal estrogénico y que puede aparecer por los cambios de la menopausia, pero también por cambios hormonales de otro tipo o en situaciones de enfermedad y tratamientos agresivos como la quimioterapia. Aunque parezca una tontería, la importancia que tiene el NO normalizar lo que es patológico, como en este caso, es la posibilidad de prevenir y tratar, sin asumir ciertas cosas. Si creemos que todas las mujeres tienen síndrome genitourinario por la menopausia, asumimos que es inevitable y que las consecuencias se tienen que tragar con papas. Y no es así.

El **síndrome genitourinario de la menopausia** (GSM) es un término relativamente nuevo, que se introdujo por primera vez en 2014 por consenso de la Sociedad Internacional para el Estudio de la Salud Sexual de la Mujer y la Sociedad Norteamericana de Menopausia. ¿Sabes cómo se denominaba antes, y que, de hecho, casi todo el mundo lo sigue nombrando así? Atrofia vulvovaginal. Cuando usamos los términos clínicos de forma coloquial y los metemos en un contexto concreto, pueden ser bombas. *Atrofia* es un término clínico que viene a decir que un tejido se adelgaza o disminuye su función. Pero, socialmente, *atrofia* es deformidad, defecto o falta de desarrollo de alguna parte de cuerpo. Vernos «atrofiadas» no es nada alentador. Y si en todos los libros aparece la edad y, sobre todo, la menopausia hace que nuestra vulva y vagina se atrofien, pues la expectativa no es nada agradable. Es más, como la atrofia no la podemos evitar, tampoco buscaremos ayuda para paliar los efectos. Y sí, la mucosa vaginal, los labios de la vulva y toda la zona genital experimentarán cambios y el aspecto será más flácido, menos elástico, con mucha más fragilidad, menos color y menos lubricación habitual, y ya está. Si pasamos de esa «normalidad», ya estamos entrando en un problema de salud, el síndrome genitourinario, que habrá que tratar y valorar adecuadamente.

Y es que el impacto que esto tiene sobre la salud sexual es brutal. Si nos duele, si nos escuece, si no hay una sensación agradable en torno a la zona genital, el deseo de tener encuentros sexuales se esfuma, evidentemente. Y no es que la edad haga que tengamos menos deseo, ni que se nos haya secado el jardín; es que, a veces, tenemos un problema sin tratar.

De la misma manera que te pedí antes que te pusieras frente al espejo para mirarte, ¿cuánto hace que no te miras la vulva? Porque la cara nos la vemos todos los días, pero la vulva… ¡ay, nuestra pobre vulva! Qué poco mirada está la pobre, por nosotras, por la ciencia y por toda la sociedad. Ya que estamos, te recomiendo encarecidamente un libro que se llama *VULVA MÍA: Todo lo que me permitió tratarla con ternura* de Mónica Martín Matilla (@vivalavulvaylavida), pues la vulva ha estado, y está, aún muy censurada en todos los textos didácticos y, lo que es peor, censurada en nuestro propio mapa mental, y por ese motivo necesitamos urgentemente reubicarla y conocerla, con sus cambios y su evolución.

Lo primero: mirarla y tocarla. Coloca un espejo entre tus piernas y ponte cómoda. Echa un buen vistazo, separando los labios y hurgando en los recovecos. Los labios externos van siendo, cada año, menos gruesos y aparecen arruguitas y pliegues diferentes; pueden ponerse muy oscuros por una pigmentación a lo loco que aumenta por el roce. Los labios internos, sean más grandes o pequeños, también adelgazan y se reducen. Se hacen más pequeñitos y menos elásticos. Pueden palidecer, pero también pueden oscurecerse por cambios de la pigmentación. Al tocarlos, están menos húmedos con el paso del tiempo. La zona del vestíbulo, lo que queda entre los labios internos, se ve más blanquecina, y como con menos brillo. La uretra puede verse en una posición diferente. Y si tenemos un prolapso, un descenso de algún órgano de la pelvis, puede que la entrada de nuestra vagina se vea diferente, como una bola. Tener un prolapso es muy frecuente pero no es fisiológico. Es una rotura de tejido conectivo y el órgano en cuestión pierde su lugar dentro del espacio pélvico, deformado la vagina, que es lo que vemos desde fuera. Si esto ocurre, hay que valorarlo y tratarlo adecuadamente pero, a priori, no tendrá un impacto directo sobre el placer, aunque sí puede tenerlo sobre el deseo si nos vemos mal y creemos que estamos atrofiadas y deformes. Así que mira tu vulva con amor y trata de entender lo que sucede. La edad es la que es, pero los cuidados de la vulva para que se mantenga funcionalmente sana y gozosa corren de tu parte. Al igual que el resto del cuerpo, la vulva requiere hidratación, ejercicio y mirada.

Los músculos y los huesos

Por último, antes de entrar literalmente en el cuerpo y entender lo que nos está pasando por dentro, echemos un vistazo al sistema muscular y esquelético que, si bien está dentro del cuerpo, al otro lado de la piel, su estado nos va a condicionar el aspecto externo, y por ese motivo lo dejaremos aquí, en el apartado de lo que nos cambia por fuera.

Y es que nuestra masa muscular y ósea nos define mucho la forma del cuerpo. Aunque realmente es todo el tejido fascial, el tejido conectivo, quien realmente nos da forma, los músculos y los huesos también lo hacen. Si el tejido conectivo pierde colágeno y elastina, si se deshidrata y pierde volumen, lo hace en todas partes, incluidos los huesos, los ligamentos y los músculos. Eso es el efecto del paso del tiempo: que perdemos tersura, como en la piel, y firmeza. Pero ojo: el principal problema no es el tiempo, sino la falta de movimiento. Mantenernos en forma depende del ejercicio que hagamos. Y no, no se trata de estar más o menos delgada, sino de tener una masa muscular y ósea lo suficientemente sana para que siga funcionando sin romperse. Se trata de caminar, de bailar, de hacer ejercicio de fuerza, de mover las articulaciones y de mantener la sangre corriendo por el cuerpo sin estancarse. Se trata de sentir la agilidad y la soltura, que ya el tiempo se encarga de ir progresivamente disminuyendo, pero que será drásticamente

reducida si vivimos pegadas a la pantalla o incrusta-
das en el sofá. De eso se trata. No todos los tipos de
ejercicio serán adecuados para todo el mundo, pero
todo el mundo puede encontrar el tipo de ejercicio
adecuado. Es cuestión de buscarlo. Y mantenerlo.
El envejecimiento es perder movilidad.
Nacemos y crecemos en movimiento.
El tiempo no daña tanto los tejidos
como el hecho de no moverlos. Y aun
moviéndolos, el culo se va cayendo, las
tetas se desparraman, la barriga muchas veces se queda redonda como un queso y el cuerpo
cambia inevitablemente. Y eso es porque está bien.
Luchar contra eso es una guerra perdida. Aceptarlo
y cuidarlo es la victoria. No dejes de moverte.

Lo que cambia por dentro

Independientemente del aspecto que podamos llegar a
tener por fuera, nuestro cuerpo envejece sin remedio.
Nuestros órganos, nuestras articulaciones, nuestros
sistemas… todo envejece, todo cambia y tiene sus re-
percusiones. Quizá, de todo esto, lo que más conocemos
(o no conocemos bien y le echamos la culpa de todos
los males) es el sistema hormonal. Es como que tenemos muy presente que las hormonas cambian con el
tiempo, pero a mal. Así como con saña. ¡Qué bien nos han vendido la moto!

Las hormonas

Las mujeres tenemos un ciclo hormonal que empieza su andadura con la
menarquia o primera menstruación y que termina con la menopausia o
la última vez que sangramos. En realidad, el baile hormonal empieza un
poco antes de que veamos el sangrado por primera vez y se estabiliza mu-

cho después del último. En todos los casos, la influencia hormonal en los tejidos y órganos de todo el cuerpo es notable, aunque no siempre evidente. Porque los estrógenos, la progesterona, la testosterona, no solo actúan sobre los ovarios y el útero; las hormonas «sexuales» tienen un impacto directo en muchísimos órganos y tejidos, desde el mismísimo cerebro hasta la piel, pasando por el hígado, el corazón, los pulmones... ¿Y eso en qué se traduce? Pues se traduce en que, durante la vida, el estado hormonal y la fase del ciclo en la que nos encontremos van a condicionar el rendimiento corporal e incluso el aspecto que podamos tener, y que llegará un momento en que esto cambie con el cese de la fase fértil de la vida. Nada más y nada menos.

Las hormonas no son más que mensajeras que llevan órdenes de un lado a otro y, según donde se conecten, se producen unos efectos u otros. Por ejemplo, los estrógenos, que tenemos muy altos en la primera fase del ciclo, tienen receptores en los pulmones, en la piel y un efecto sobre la energía del cuerpo, de tal forma que ya sabemos que una deportista rendirá más y mejor si compite en esta fase, o que te miras al espejo y la piel parece más tersa y brillante, o que sientes que te comes el mundo y que tienes fuerza para todo. Evidencia científica sobre esto hay mucha, aunque no siempre las preguntas son las correctas o los datos se interpretan objetivamente. Y, con todo y con eso, hay un claro consenso en que los niveles altos de estrógenos, sin pasarse, hacen que el metabolismo sea más rápido, que el tejido conectivo esté más tenso (y nos sostenga mejor) y que «aumentan el deseo sexual». Esto último lo he entrecomillado porque el deseo no responde solo a las hormonas, ni mucho menos, y hay otros factores de mucho mayor peso a la hora de hablar de deseo. Lo que sí hacen es colaborar en modificar más directamente la respuesta sexual, es decir, cómo responde nuestro cuerpo ante un estímulo erótico, sea físico o psicológico. Los estrógenos, siguiendo con el mismo ejemplo, están relacionados con la mucosa vaginal, ya que ayudan a generar glucógeno para dar de comer a nuestros lactobacilos y mantener la capa mucosa de la vagina bien gordita y mullida. También influyen en la vascularización y hacen que haya más sangre y, por lo tanto, más flujo vaginal. O sea, que cuando tenemos los estrógenos en su estado óptimo, altos, sin pasarse, nuestra vulva y nuestra vagina están más confortables y mantienen las mucosas húmedas y bien regadas de sangre. Cuando los estrógenos bajan, no es que se pierdan todas estas propiedades, sino que bajan de intensidad; la vulva está más turgente en la primera fase del ciclo que en la segunda; está más mullida y esponjosa en la etapa fértil que en la etapa no fértil de la vida. Pero nada más. Porque la respuesta sexual no depende de los estrógenos solamente; depende de un montón de otras hormonas y es la combinación de todas ellas lo que va a hacer que tengamos más respuesta o menos, o ninguna. Las hormonas proponen, pero no disponen, por lo que suministrarlas de forma exógena también se ha visto que no es solución. Los estudios dicen, teniendo en cuenta todo esto, que los estrógenos favorecen la respuesta sexual, y, sin embargo, aun siendo eso verdad, no es cierto como tal; no como solemos pensar las cosas en esta sociedad: a tanto estrógeno, tanta respuesta. No. Eso no se cumple nunca. Esto lo recalco para que no le echemos la culpa a la menopausia de todos nuestros desvelos y, sobre todo, para que podamos ver la menopausia en positivo y no como la pérdida de estrógenos, que parece que vamos perdiendo aceite por los pasillos o algo así. Ahora mismo no vamos a adentrarnos en entender la química del placer, ya que lo dejamos para un poco más adelante, no perdamos el foco. Estamos en el envejecimiento, y en lo que nos pasa dentro del cuerpo con el transcurrir del tiempo.

A partir de los 40 es muy probable que los ciclos sean igual que a los 30. No pasa nada especial a los 40, por si no lo tenemos claro aún. Lo que sí ocurrirá a lo largo de esta década, entre los 40 y los 50, es que empezarán los cambios hormonales preparando nuestro cuerpo para el cese de toda actividad reproductiva, o lo que es lo mismo, el cese de la función ovárica como órgano productor de hormonas y ovocitos. El climaterio es la etapa vital en la que suceden estos cambios, y abarca la perimenopausia y la menopausia. Del mismo modo que la adolescencia es una etapa de grandes cambios corporales y psicoemocionales hasta que la ciclicidad se establece de forma progresiva, el climaterio es una etapa vital de grandes cambios corporales y psicoemocionales hasta que la ciclicidad desaparece de forma progresiva. En unas mujeres será más convulso que en otras, y empezará antes o después, pero todas pasaremos por ahí, sin lugar a duda. Y todo ese movimiento hormonal se va a producir en esta década. Para entender mejor todo esto del baile hormonal, es muy recomendable el libro de Miriam Al Adib *Hablemos de Menopausia*. En este libro, que va sobre sexualidad y no sobre menopausia, te dejo un resumen muy muy resumido de lo que ocurre a nivel hormonal (ver tabla página siguiente).

Hormonas sexuales			
	ESTRÓGENOS	PROGESTÁGENOS	ANDRÓGENOS
	Secretados por los ovarios. Efectos proliferativos: formador hueso, mantienen el colágeno, protección cardiovascular... Estimulan libido y respuesta sexual.	Secretados por cuerpo lúteo. Efecto anabólico y estimula el sistema GABA = efecto ansiolítico. Disminuyen libido y respuesta sexual.	Secretados por los ovarios y glándulas suprarrenales. Mantenimiento de la masa muscular. Precursores de estrógenos. Estimulan libido y respuesta sexual.
INFANCIA	Mínimos.	Mínimos hasta pubertad.	Mínimos hasta pubertad. Ascenso importante entre 12-17 años.
FASE FÉRTIL	+ Estradiol (1.ª fase del ciclo).	Fase folicular mínimos; fase folicular niveles altos en función de si ha habido ovulación o no.	Pico máximo 20-30 años. Desciende a partir de los 30.
EMBARAZO	+ Estriol.	Niveles máximos al final del embarazo.	Aumentan durante las primeras semanas del embarazo (pico máximo semana 7-8); después disminuyen y se estabilizan.
MENOPAUSIA	+ Estrona.	Durante perimenopausia, variable. Postmenopausia, niveles mínimos.	Se mantienen en nivel más bajo tras menopausia.

Viendo este superresumen, podemos entender que nuestras hormonas estén juguetonas y un poco inestables durante un tiempo, y que eso puede afectarnos, pero no como para que nos impida disfrutar de la vida y del sexo. El cuerpo también está diseñado para esto, lo que sucede es que, en muchas ocasiones, no llegamos a esta etapa en condiciones óptimas de salud y entonces el desajuste hormonal causa estragos que ya no sería parte de la fisiología, sino un problema de salud que debemos tratar y paliar su sintomatología. Cuando los síntomas que tenemos (sudoración nocturna, sofocos, malestar, insomnio, etc.) nos impiden tener una vida normal, hablamos de **síndrome climatérico**, de una situación que hay que valorar y tratar en su justa medida, desde cambios y adaptaciones nutricionales y de ejercicio, hasta suplementos alimenticios y/o fármacos, hormonales o no. Lo que no debemos asumir es que todas las mujeres tendrán los mismos síntomas, de la misma forma, con la misma intensidad, ni en la misma edad. Y que, en ningún caso, es la única causa de las modificaciones en el deseo o la respuesta sexual, aunque pueda influir.

Pero estas hormonas no van a ser las únicas que cambien de ritmo por la edad; es que todas lo harán, porque nuestro tiroides también se hace vejete, y nuestras glándulas suprarrenales, y nuestro hígado, y nuestro intestino, y de este modo, nuestro cuerpo va cambiando por dentro, de forma lenta y progresiva pero irremediable, y todas las funciones van bajando en velocidad de ejecución o de respuesta. Lo que el cuerpo puede aguantar estoicamente a los 20 o los 30, empieza a resentirse después de los 40, y un poco más a partir de los 50. Es innegable que las fiestas se llevan mejor a los 20 y no sabes ni lo que significa la palabra cansancio. A los 30 las fiestas se seleccionan más y a los 40 ni te cuento. Evidentemente, cuanto más saludable sea nuestra vida y más en forma estemos a medida que envejezcamos, más lento es el cambio y, sobre todo, menos problemas de salud aparecerán. Pero pararlo, no lo podemos parar. Podemos seguir disfrutando del cuerpo que somos, indudablemente, solo que nos recuperaremos más despacio de las fiestas y habrá que dosificar mejor las fuerzas.

Lo que me cambia la vida

Ahora que más o menos tenemos claro lo que nos cambia el cuerpo por fuera y por dentro, pensemos un poco en lo que nos cambia la vida.

Si te vuelves a poner frente al espejo, ¿qué ves? No físicamente hablando, sino un poco más allá.

¿Quién es la mujer que ves en el espejo?

¿Es la que habías imaginado cuando eras niña? ¿Se parece en algo?

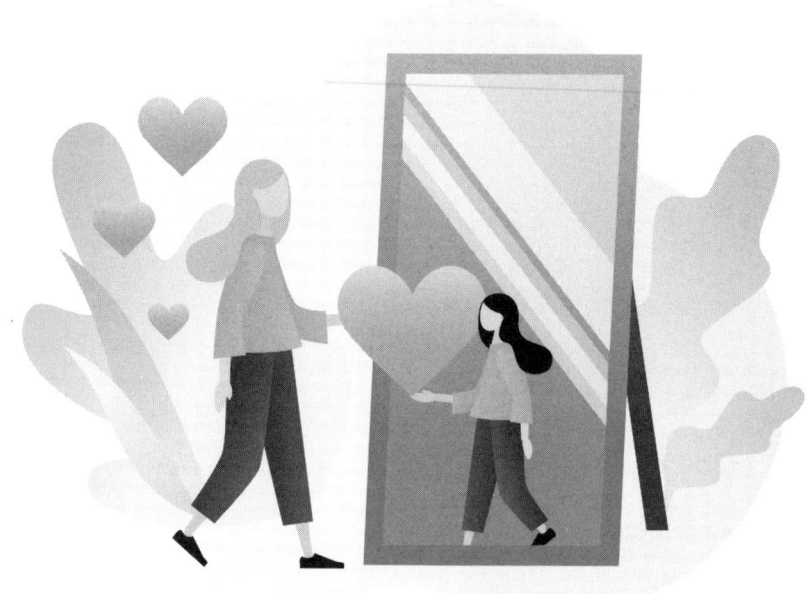

¿Es mejor o peor de lo que creías que era ser adulta?

Aquí hay mucha tela que cortar, ¿verdad? Pero fíjate bien en esa mujer que tienes delante. ¿Es sexualmente activa? ¿Te resulta atractiva? ¿Desea o es deseada? ¿El sexo ha cambiado mi vida o mi vida ha cambiado cómo entiendo y vivo el sexo?

Hay tantas posibilidades como mujeres en el mundo.

La vida cambia porque todo cambia: las circunstancias, las prioridades, los deseos. No es solo la edad o el paso del tiempo. Es que vivir es cambiar constantemente y la salud es adaptarnos a los cambios.

Cuando llegamos a la década de los 40, nuestra vida puede estar patas arriba por infinitas razones, o ser un mar de calma por otras tantas. Lo que nos dice la ciencia, eso sí, es que vivimos con niveles de estrés muy altos y mantenidos en el tiempo, que llegamos a la maternidad cada vez con más edad y que la fertilidad está cada vez más alterada por todo esto.

Puede que lleguemos a los 40 habiendo sido madres por deseo propio, o por presión social (aunque sea inconsciente); puede que no hayamos podido ser madres, aunque se haya intentado de todas las formas posibles; puede que no hayamos deseado ser madres o puede que pensemos que aún nos queda tiempo. En cualquiera de las situaciones que se mencionan, la vivencia sexual será también diferente, y no solo por edad.

Llegamos a los 40 y parece que el mundo nos mira con otros ojos, si es que nos mira. Afortunadamente, cada vez vemos más mujeres mayores como protagonistas de películas que hablan sobre ellas y no sobre otros, pero hasta hace bien poquito, las actrices solo tenían dos papeles: jovencita seductora con cuerpo escultural o anciana decrépita, normalmente abuelita dulce o bruja malvada. Pasamos de ver juventud esplendorosa y deseable a vejez al borde de la muerte completamente asexual. ¿Dónde están las mujeres entre 40 y 60 años? Desaparecían de las pantallas. Y no nos dábamos ni cuenta. Y así, sin querer, hemos ido introyectando que hay que quedarse eternamente joven si queremos seguir saliendo en la pantalla. Casi sin consciencia, hemos asumido que el maltrato al cuerpo y el luchar contra esos estragos de la edad que nos venden en frasco pequeño, son inevitables. Y no nos dábamos cuenta de que no se trata de cambiarnos nosotras ni nuestros cuerpos maravillosos maduros y sanos, sino de cambiar el guion. Ese guion escrito por otros, para los deseos de otros y bajo la mirada de otros; nos toca escribir guiones nuevos, donde la mirada sea nuestra, y los papeles protagonistas sean nuestros, contando nuestras historias, mostrando nuestros cuerpos y nuestros deseos.

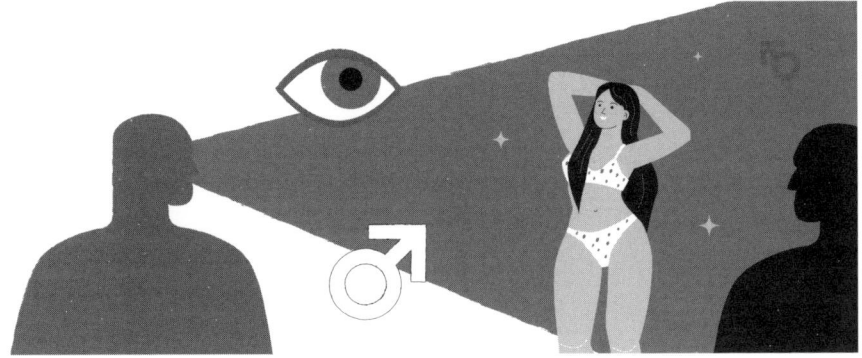

Y ahora vuelve al espejo y vuelve a hacerte las mismas preguntas. ¿Estás respondiendo por ti y para ti, o para complacer o para contar la historia de otros? ¿Eres la protagonista de tu película, o solo secundaria de lujo? Mírate y revisa si lo que ves es lo que te gustaría ver, o no.

Este capítulo no lo puedo escribir yo. Solo puedo escribir el mío, y cada una revisar y escribir su propia historia. Lo que nos cambia de la vida es algo que solo sabemos quienes la vivimos, y cada cual la suya. Los cambios físicos, incluso los psicoemocionales, pueden más o menos estandarizarse y se dan de forma muy similar en todos los cuerpos, pero los cambios sociales, los contextos, la vida de cada mujer es tan diferente y se vive de forma tan distinta, que no se puede predecir lo que nos cambia la vida. Lo único que podemos decir es que cambia y mucho.

El contexto social es fundamental para entender la vivencia del sexo. Cómo vivimos, a qué ritmo, con qué pareja, siendo madres o no y en qué niveles de estrés nos manejamos a diario, son claves para que el deseo y la respuesta sexual se expresen desde un lugar u otro, o se oculten porque hay otras prioridades para sobrevivir.

Hace unos meses, hablaba con Miriam Al Adib sobre el despertar sexual de la madurez de las mujeres. Sí, un despertar sexual explosivo en muchas ocasiones. Una de las cosas que cambian la vida radicalmente es una separación de la pareja. Las mujeres de mi generación hemos crecido con el estándar de pareja estable como hito vital a conseguir. Además, una pareja heterosexual en la inmensa mayoría de los casos, y con el amor eterno por bandera. Hemos crecido viendo pelis de Disney, no podemos evitarlo ya a estas alturas, y eso deja su poso. Y cuando llegas a los 40 o los 50 y, por lo que sea, te separas, es un reseteo completo de las expectativas y del sexo. En este reseteo, despiertas en un cuerpo que no conocías casi, porque no te parabas a mirarlo, y dándote cuenta de que sí que deseas, aunque tengas la menopausia o no te hayas enamorado. Es un cortocircuito brutal darse cuenta de esto: darse cuenta de que el deseo está en ti y que el placer puede ser inmenso. Volver a sentir esas cosquillas en el estómago, y sobre todo entre las piernas, cuando buscas activamente una pareja sexual, dure más o dure menos. Todos los esquemas por los que te has regido siempre se rompen. Te das cuenta de que tu deseo estaba dormido profundamente, enterrado entre rutinas, aburrimiento, broncas y otras cosas de la vida. Te das cuenta de que el problema no eras tú, y abres los ojos de golpe a una realidad diferente respecto al sexo y al placer, respecto a la vida. Te enamoras de ti misma; te enamoras de vivir y de sentir y, además, lo haces desde una consciencia y una sabiduría que no tenías cuando eras joven. Por eso te sientes una *diva*, y puede que empieces a hacer cosas que antes no hacías, o que te niegues ahora a hacer cosas que antes hacías. Muchas personas llegan a preocuparse por si te has vuelto loca (otro hándicap de las mujeres libres, ya sabes). Solo has despertado.

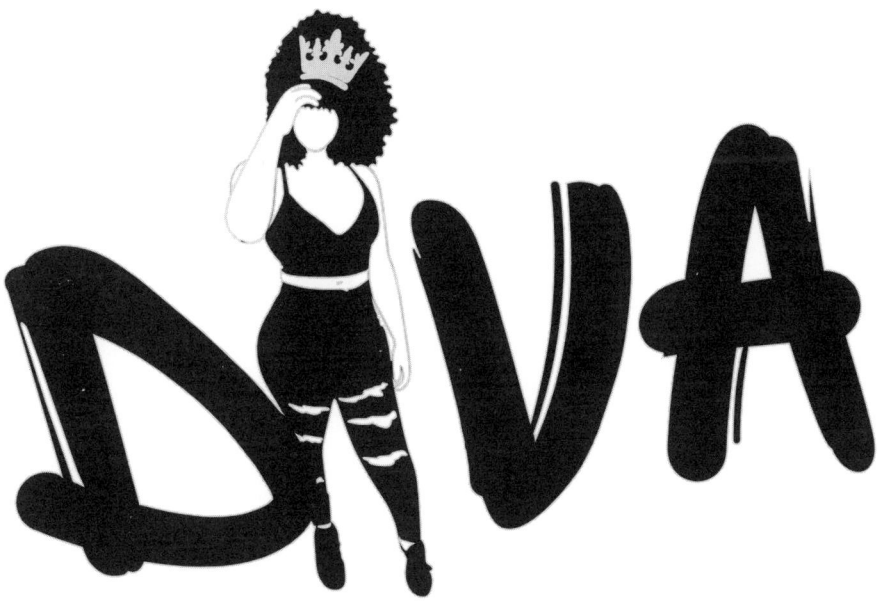

Con esto no quiero decir que las mujeres que mantienen su pareja estén mal. Para nada. Lo que ocurre es que el hecho de una separación y de reiniciar la vida aporta algo novedoso a la existencia y eso hace que las hormonas también entren en juego y hagan su parte. La dopamina, que es la que te tiene como loca enamorada de la vida, se produce en grandes cantidades cuando vivimos la novedad, y se estabiliza y baja el ritmo cuando lo que sucede ya no es algo nuevo. Entonces producimos otras sustancias químicas que también molan. Hablaremos de todas ellas un poco más adelante, que soy muy friki de la química del sexo. Vayamos al siguiente capítulo.

La sexualidad femenina no es más complicada, pero sí está menos estudiada

Seguro que has oído más de una vez eso de que las mujeres tenemos una respuesta sexual más complicada, o más lenta que la de los hombres. Me apuesto lo que sea a que te lo has creído. Yo me lo creí a pies juntillas. Y estoy segurísima de que muchos profesionales de la salud de la mujer siguen repitiendo este mantra a diestro y siniestro.

Seguro que estás pensando ahora mismo un poco sorprendida, que a ti te pasa; que tu pareja (hombre) se enciende mucho más rápido que tú y que llega al orgasmo mucho más rápido que tú. Probablemente, si tu pareja es mujer, no estés pensando lo mismo. Ojalá me esté equivocando y todas las mujeres tengan claro que esto no es así y que el placer de las mujeres puede ser más rápido o más lento en función del estímulo y el contexto, y no por el hecho de ser mujer biológicamente hablando. Pero la realidad de las consultas de sexología, es que las mujeres siguen creyendo que su placer es más complicado y difícil de obtener que el de los hombres, y eso es un factor que puede generar o perpetuar problemas relacionados con la función sexual.

Desde que se empezó a investigar la respuesta sexual con seriedad, ha habido muchos errores en los planteamientos de las hipótesis y, sobre todo, en el enfoque de los estudios. El patriarcado atraviesa todas las estructuras sociales, y la ciencia no está exenta de ese sesgo. Es más, yo creo que la sexología es la ciencia más sesgada, sin duda. Hace unos días leía un estudio sobre sexualidad en las mujeres después de la menopausia publicado en 2021 y ya partía de la premisa de que las mujeres tienen una «sexualidad más compleja y más condicionada por los eventos sociales y psicológicos» que la de los hombres. Es que leo estas cosas y me pongo mala, porque apesta a patriarcado que tira para atrás y porque publicar eso en un estudio científico perpetúa ideas machistas e irreales sobre la respuesta sexual en las mujeres; y esos artículos científicos son leídos por profesionales sanitarios en muchos casos, que seguirán transmitiendo esa idea errónea de que las mujeres son más difíciles y que su respuesta sexual es complicada. Cuando una mujer escucha esto de boca de una bata blanca, es demoledor. Porque es falso. Lo que es complicado es desarmar un sistema de creencias que nos ha hecho tragar con falacias como que sin amor el sexo es peor, o que para poder disfrutar del sexo las mujeres necesitan estar enamoradas y los hombres no. El vínculo, el amor, el compromiso y el placer son cosas diferentes que no tienen por qué ir siempre unidas, solo que nos han criado a nosotras haciéndonos creer que el sexo es el vehículo para obtener el amor y a ellos que el amor es el vehículo para obtener el sexo. Esto se lo oí a Sonia Encinas en una ponencia en un congreso de matronas y me pareció magistral, porque esta es la clave de la diferencia entre el placer sexual para los hombres y las mujeres en función de la socialización que hemos vivido, y no de la respuesta sexual en sí misma.

La sexualidad es mucho más que las prácticas sexuales. La sexualidad es una forma de comunicación, de relación, de estar en el mundo, de darle sentido a la existencia y, en algunos casos, de reproducirnos. Las mujeres y los hombres sentimos placer independientemente del fin reproductivo, y de la misma forma: hay una serie de estímulos que nos excitan, nuestro cerebro procesa la información y, si se dan en el contexto adecuado, se producirá una respuesta sexual adecuada y una sensación placentera, que puede conducir a un orgasmo o no. Esto es así seas quien seas, hombre o mujer, en España o en Nepal. La palabra clave aquí es CONTEXTO. ¿Cuál es entonces la diferencia entre hombres y mujeres, más allá de lo estrictamente biológico? Pues eso, el contexto. Si eres un hombre, desde bien pequeñito se potencia y se premia la actitud activa, el disfrutar del cuerpo, el entender el placer como algo que le pertenece y a lo que se tiene derecho, el practicar y explorar el cuerpo y las formas de obtener el placer. Con ese contexto, se llega a ser un hombre adulto que conoce su cuerpo y lo toca sin pudor; se siente con derecho a sentir placer y lo busca activamente, porque su placer importa. Sin embargo, si eres mujer, desde bien pequeñita aprendes que tu cuerpo no se mira y no se toca, ni siquiera aparecen tus genitales en los libros de texto; solo tienes vagina y sirves para reproducirte. Si eres mujer, creces recibiendo mensajes de sumisión y de «dejarte hacer», pensando que sin amor el sexo no es igual y que tu valía depende de los deseos que despiertes en los otros. Puedes llegar a ser una mujer adulta sin haberte masturbado nunca, sin saber cómo eres y cómo funciona tu placer, directamente a compartir tu cuerpo sin conocerlo. No es que ellos sean más simples y nosotras más complejas; es que ellos se conocen más y mejor. Porque la capacidad de sentir placer es innata, pero las destrezas para explorarlo y potenciar sus efectos se adquieren a través de la práctica.

Y no, ellos tampoco tienen biológicamente más necesidades que nosotras, ni tienen una limitación para controlar el deseo o la excitación. Para nada. Tienen un cerebro igual de eficaz que nosotras que puede modular los impulsos sin ningún problema. Otra cosa es que se crean con derecho a imponer sus deseos por encima de los nuestros o que usen a las mujeres como mercancía, como meros objetos sexuales. Eso no es biología; es educación. Educación machista, para más detalle. Cultura de la violación, si queremos ser más explícitas. Contexto.

Nosotras tenemos las mismas necesidades biológicas que ellos. Nos hemos creído que no, pero sí. Las mismas. Ni más ni menos. Las mismas. El placer es la función corporal sin la que se puede vivir técnicamente hablando, pero sin la que no merece la pena vivir. El placer está en nosotras por el mero hecho de existir, y su sentido biológico es que queramos vivir y que la vida sea buena. Se ha comprobado que sentir placer sexual de forma regular mejora la salud mental, activa el sistema inmunitario, duermes mejor, refuerza el sistema cardiovascular y el suelo pélvico, e incluso algunos estudios hablan de prevención de algunos tipos de cáncer, como el de próstata, y es un eficaz método analgésico y antiestrés. Son todo ventajas, como se puede ver. Llevamos tantos siglos escuchando barbaridades relacionadas con el sexo, tantos disparates y mentiras sobre lo malo que era el sexo, que nos cuesta muchísimo creernos ahora que el placer beneficia seriamente la salud. Por tanto, que las mujeres conozcan y exploren su placer es una fuente de salud y bienestar, y hay que enfocarlo siempre desde ese lugar, pues vamos a tropezar con fuertes tabúes que nos impiden disfrutarlo.

El primer tabú importante es el propio lenguaje. Las palabras construyen pensamiento y el pensamiento nos hace utilizar ciertas palabras. Poder hablar de orgasmos, de placer, de excitación, de lo que me gusta y lo que no, es vital para construir un autoconcepto sexual saludable. Y mencionar el cuerpo, en todas sus partes, sin obviar nada. Lo que no se nombra, no existe. Lo que no se conoce, no se valora.

Hace unos años, unas amigas y compañeras matronas y yo, escribimos un cuento ilustrado que se llama «Ahí abajo». Es lo más común que nos encontramos en las consultas cuando las mujeres vienen a vernos. No se nombra la vulva, el clítoris, los labios, porque no se conocen, porque no estamos acostumbradas a verlos, ni a mencionarlos, ni los hemos estudiado en la misma medida que se ha estudiado un pene, su erección y su eyaculación. La mayoría de las mujeres no mencionan sus genitales, sino que dicen «ahí abajo», «los bajos», «concha», «mimí», «el culo de alante» y mil cosas absurdas más. Esto, a lo largo de la vida, crea un vacío en el esquema corporal, una ausencia inconsciente de nuestra vulva y el placer, como algo que no se debe mencionar. Al cerebro le resulta tremendamente difícil encontrar las respuestas adecuadas para una zona invisible, por lo que el placer resulta más difícil de encontrar, no porque sea *per se* más complejo, sino porque no lo encuentra por falta de uso. Nuestro cerebro es ahorrador nato: le da más neuronas para obtener respuestas más rápidas a lo que ve, lo que toca y lo que le hace sentir cosquillas. Ahora piensa: si no nos miramos, no nos tocamos y no sentimos las cosquillas, ¿cómo esperamos que nuestro cerebro nos dé muchas neuronas? He ahí la cuestión.

Entonces, hay que poner las palabras adecuadas y la mirada en su sitio, para que la vulva y los placeres estén como deben estar: presentes y conscientes. Con un dibujo suele ser más fácil, pero ten en cuenta que cada vulva es diferente, como lo es cada cara de cada mujer. Lo digo por si la forma de los labios no es igual que la tuya, no vayas a pensar que estás defectuosa o algo parecido. Ponte un espejo delante y observa tus labios externos y tus labios internos; cómo son, cómo se siente al tocarlos. No se trata de estudiar como un examen de anatomía, sino de explorar como si nadie pudiera juzgarte. Ni siquiera tú misma. Toca, abre, estira, presiona, recorre con los dedos. Mira cómo se juntan y cómo se separan. Busca y mueve ese capuchón del clítoris y mira tu glande; comprueba la sensación de tocarlo con capuchón y sin él. Míralo. Siéntelo. Busca la uretra, por debajo del glande del clítoris. Es una sensación completamente diferente si la tocas. No es muy aconsejable manosearla demasiado; puede ser molesto. Y más abajo, la entrada de la vagina. Puede estar más o menos visible, dependiendo de tu edad, de tus partos, si los has tenido, y de la salud que tengas. Mira cómo es la mucosa, su color, su humedad. También cambia todo esto según el momento del ciclo. Introduce un dedo y comprueba que la vagina solo es sensible en su tercio externo. Las paredes, por dentro, casi no sienten nada. Sabes que hay algo dentro, pero nada que ver lo que se nota por fuera a lo que se nota por dentro. Y allí, al fondo, puedes tocar el cuello del útero, que ese sí es muy sensible. Tócalo con cuidado. Es como una bolita dura en el fondo. Y también te animo a que explores la zona anal. La piel del esfínter anal es extremadamente sensible. Es una zona muy interesante que pocas veces se tiene en cuenta.

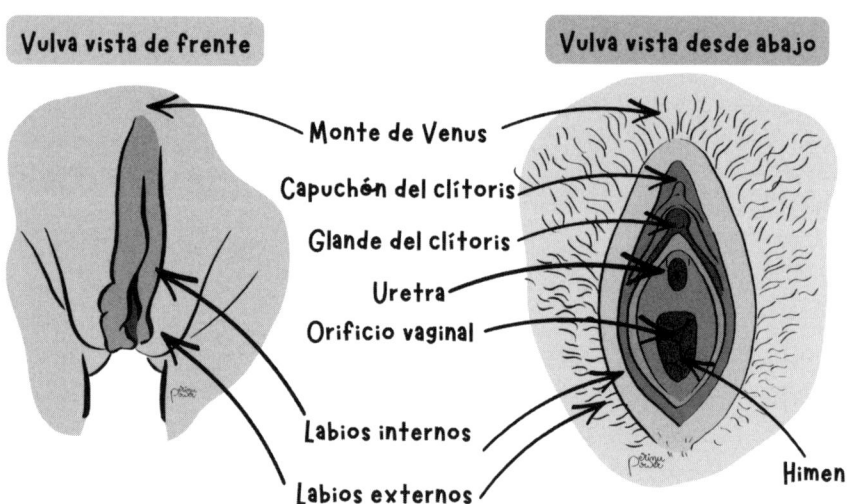

Vulva vista de frente

Vulva vista desde abajo

Monte de Venus

Capuchón del clítoris

Glande del clítoris

Uretra

Orificio vaginal

Labios internos

Labios externos

Himen

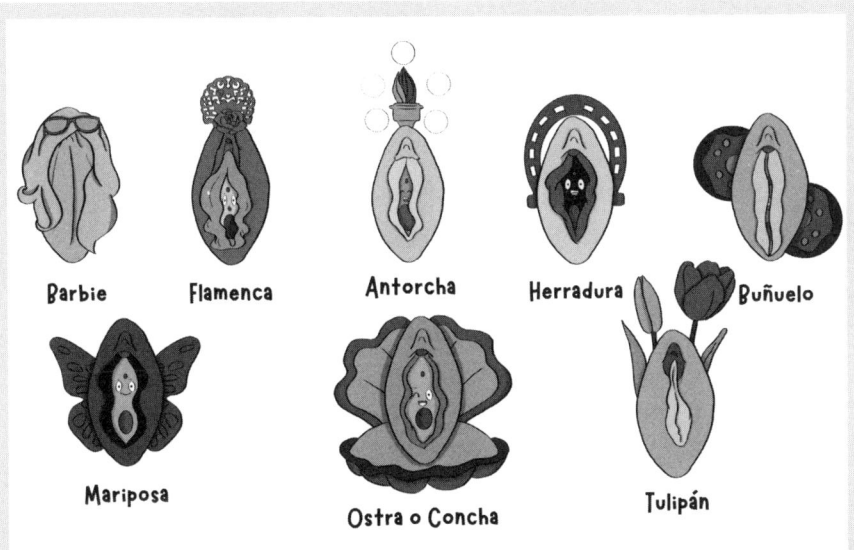

Barbie   Flamenca   Antorcha   Herradura   Buñuelo

Mariposa

Ostra o Concha

Tulipán

Tipos de vulvas

1. **Barbie**. Labios externos recubren los internos y se ve todo cerradito. También conocida como Ojo cerrado.
2. **Flamenca**. Labios internos largos y sobresalen de los externos. Pueden hacer repliegues como si fuera una puntilla.
3. **Antorcha o llama olímpica**. El capuchón del clítoris es grande y sobresale de los labios. Glande oculto.
4. **Herradura**. Labios internos sobresalientes, pero no mucho más allá de los externos, y en la parte de arriba.
5. **Buñuelo o inflada**. Los labios externos son muy carnosos o gruesos.
6. **Mariposa**. Los labios menores sobresalen entre los mayores, abriéndose por encima de estos, como las alas abiertas de una mariposa.
7. **Ostra o Concha**. Los labios internos son más grandes que los externos y el clítoris es de gran tamaño, sobresaliendo y resultando visible con facilidad.
8. **Tulipán**. Labios internos que resultan ligeramente visibles entre los externos, aunque están cubiertos por estos en su mayor parte, como si fuese un tulipán.
9. **LA TUYA**. Puede que se parezca a alguna de estas o a ninguna, y también es maravillosa y completamente normal.

Pues bien, no solo es ver toda la zona genital y familiarizarse con sus recovecos, sino explorar a fondo sus posibilidades. Friccionar, frotar, masajear, acariciar; encontrar tus ritmos, tu intensidad, qué te dispara y qué te frena, cómo es más fácil para tu cuerpo sentir placer y cuál es el límite. Todo eso no hay otra forma de aprenderlo que masturbándose. Autoconocimiento, autogestión del placer, estimulación manual... llámalo como quieras, pero hazlo. Porque solo tú puedes llegar a conocerte mejor que nadie y, antes de compartir el cuerpo con otra persona, deberías tener el poder de elegir y la sabiduría de lo que quieres compartir y cómo quieres hacerlo.

La zona genital es importante, pero no es la única fuente de placer. En la vulva, y en concreto en el clítoris, tenemos miles de terminaciones nerviosas que hacen que estimular estas zonas resulte tremendamente agradable. Pero toda la piel es sensible y el placer es en realidad una interpretación del cerebro de los estímulos sensoriales, es decir, que para que el cerebro segregue la química del placer, todo el cuerpo debe entrar en el juego y, además, pensar lo que hay que pensar, o más bien, dejar de pensar y entregarse al goce sin filtros. Las caricias, los besos, el contacto, es sexo y es placer. Es fundamental conocer el cuerpo, y saber lo que es agradable y lo que no. Por ejemplo, a mí me encantan las caricias contundentes, no las superficiales, porque me hacen cosquillas y me dan risa, pero también repelús y no me excitan especialmente. Prueba a tocar tu piel con las manos, con telas, con plumas, con frío y calor y descubre mil formas de estimular esa piel y que la oxitocina fluya a chorros por tus venas.

Cuando nos sentimos a gusto dentro de nuestro cuerpo, y conocemos cómo estimularlo, la respuesta sexual se da con facilidad. La respuesta sexual humana es lo que ocurre en nuestro cuerpo cuando lo estimulamos con una intención erótica. Como decía al inicio del capítulo, la respuesta sexual de las mujeres se ha estudiado menos, y, de hecho, es ahora cuando estamos empezando a comprender realmente lo que sucede en los seres humanos cuando nos ponemos en modo placer, tanto en hombres como en mujeres, porque la respuesta sexual es visiblemente diferente cuando los cuerpos son diferentes, aunque el proceso sea muy parecido a nivel químico y neurológico.

¿Y qué es la respuesta sexual? Es una pregunta sencilla de respuesta tremendamente complicada. La respuesta sexual es lo que más hemos estudiado respecto al sexo; cómo nos comportamos y cómo reaccionamos ante los estímulos sexuales. Para empezar, es necesario comprender que esto no es un resorte que se activa tirando de una palanca. La respuesta sexual es mucho más que eso.

Nuestro cuerpo puede responder a los estímulos sexuales bien porque hay algo externo que nos invita a responder o bien porque desde el interior hemos puesto en marcha el modo sexy, es decir, que los estímulos sexuales pueden venir de los órganos de los sentidos (lo que vemos, oímos, tocamos, olemos, saboreamos) o de la imaginación. Es más: es la combinación de cuerpo y mente lo que hace que un estímulo sea sexual y no otra cosa. Con un ejemplo se ve más claro. Comer chocolate es un placer (si te gusta) pero no es en sí mismo un estímulo sexual. Pero si ese chocolate está en el cuerpo de otra persona y hay una intención erótica detrás (o delante), el olor, el sabor y todo el chocolate en sí mismo se transforma en un juguete erótico que provoca una serie de reacciones en el cuerpo y que tienen que ver con la excitación; algo provoca la reacción y entramos en la fase de excitación: la respiración se acelera, la frecuencia cardíaca también, aparece un rubor en la cara, los pelos se ponen de punta en determinados momentos, los pezones se ponen erectos y extremadamente sensibles y en la vulva se nota el calor y la sensación de humedad, los labios se engrosan y el clítoris se llena de sangre en una magnífica erección. ¿Te suena? Eso es la excitación.

Master y Johnson publicaron en el año 1966 un libro que se llamaba *Respuesta sexual humana*. Estudiaron mediante observación directa a un montón de personas teniendo experiencias sexuales de todo tipo (solas, en pareja, con conocidos o desconocidos) y llegaron a la conclusión de que todas las personas pasaban por cuatro fases: excitación, meseta, orgasmo y resolución. Este es el modelo lineal de la respuesta sexual, y habla explícitamente de lo que ocurre a nivel físico en nuestros cuerpos cuando participamos en un encuentro sexual, del tipo que sea. Es muy interesante que ya remarcaron que, si bien hay sutiles diferencias entre hombres y mujeres, la respuesta sexual a nivel físico es muy parecida, pasa por las mismas fases y en la misma secuencia: primero hay que excitarse y mantener esa excitación un tiempo determinado para poder alcanzar un orgasmo. Hombres o mujeres, da igual. Sin no hay excitación, no arranca la respuesta. Pero ¿cómo se inicia la excitación? Porque el deseo es lo primero, pero claro, el deseo no se podía medir con nada, ni era visible u observable desde fuera.

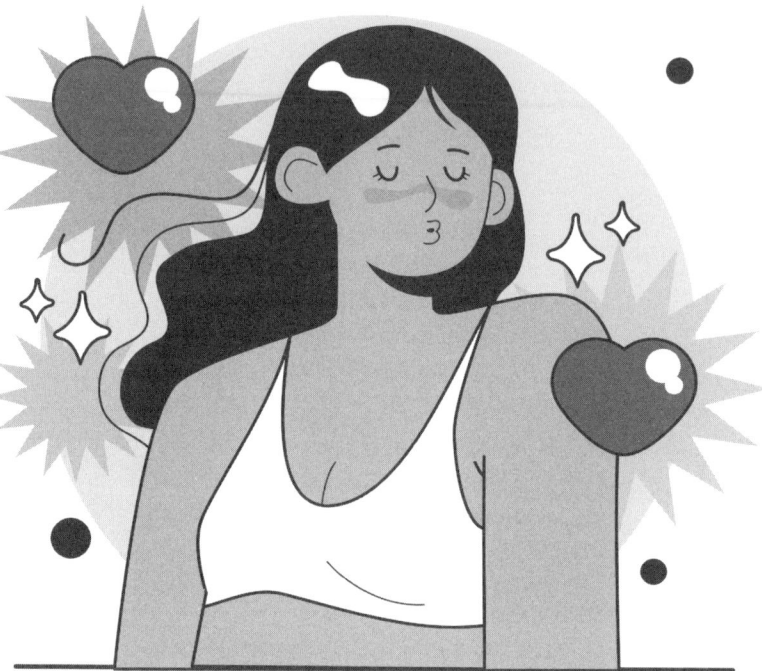

Fue Helen Kaplan, en los 70, quien introdujo el término *deseo* como parte de la respuesta sexual; lo que conocemos como modelo trifásico. Kaplan hablaba de que pasamos por tres fases y que el deseo es la primera, seguida de la excitación y que culmina con el orgasmo, aunque el deseo no deja de estar presente en todo en proceso, es decir, que no sentimos deseo y después excitación, sino que se superponen. De hecho, a veces el deseo puede ser consecuencia de una excitación física puntual, y si no se mantiene el deseo hasta el final, probablemente no llegue el orgasmo. Fue muy importante esta aportación a la ciencia, porque hasta ahora, el estudio serio del sexo se basaba solo en lo que ocurría en el cuerpo, y no iba más allá. En el momento en que Kaplan habla del deseo, las reglas del juego cambiaron. ¿Qué es el deseo? En sus propias palabras, ella lo definió como «una sensación específica que mueve al individuo a buscar experiencias sexuales o a mostrarse receptivo a ellas. Tales sensaciones son producidas por la activación de un sistema neural específico en el cerebro. Cuando este sistema está inactivo o sometido a la influencia de fuerzas inhibitorias, una persona no tiene interés en las cosas eróticas; «pierde el apetito» por las «experiencias sexuales». Para ella, el deseo sexual no es más que «tener ganas, estar dispuesto, motivado, expectante».

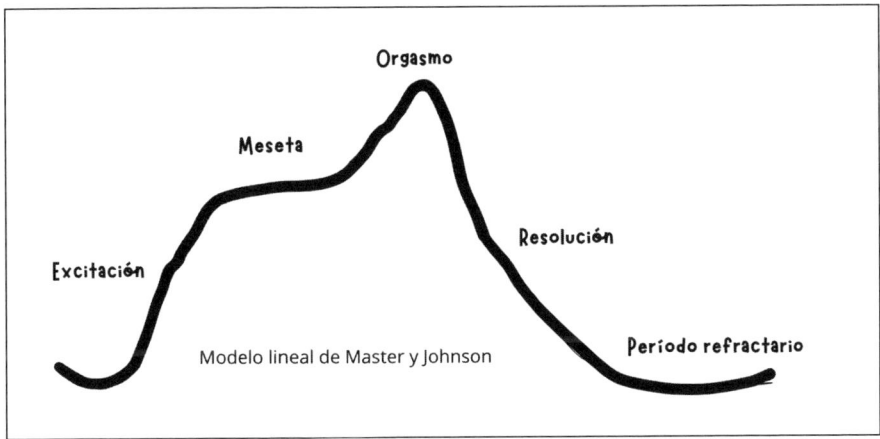

Modelo lineal de Master y Johnson

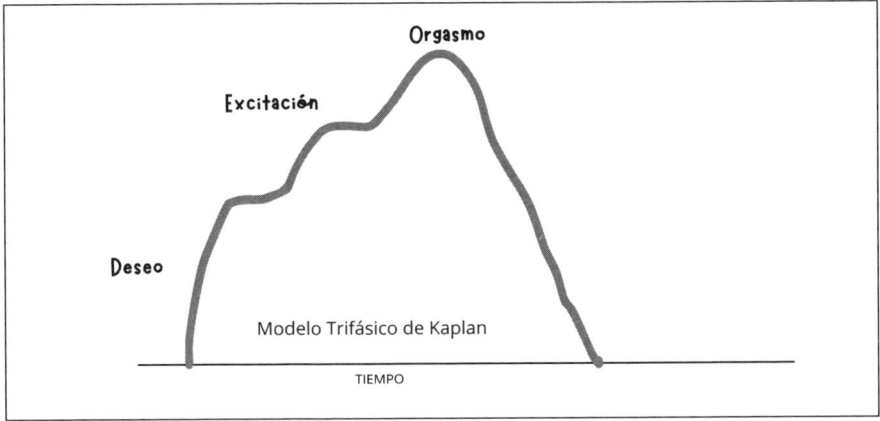

Modelo Trifásico de Kaplan

Y aquí reside la clave de toda nuestra opresión o represión: ¿qué deseamos? ¿Desde dónde se construye el deseo? ¿Conocemos nuestros deseos y cómo cambian con el tiempo?

Si quieres profundizar sobre esto, el libro de Laura Cámara *Desearte* es muy recomendable.

Probablemente, el mayor desconocimiento que tenemos sobre nosotras mismas es nuestro deseo. El cuerpo lo conocemos poco, pero el deseo no lo conocemos casi nada. Y es que hemos crecido en un mundo en el que el deseo de las mujeres ha sido ninguneado, reprimido y patologizado hasta el infinito. Nos han dicho que el deseo era correcto o incorrecto en base a unas normas sociales establecidas por y para el placer de los hombres, en una sociedad que ha premiado las agresiones sexuales de los hombres hacia las mujeres y ha condenado y sentenciado a aquellas mujeres que se han salido del patrón. Tanto ha calado ese mensaje, que en la actualidad muchas mujeres siguen sin saber lo que desean y, por tanto, tienen unas vidas sexuales bastante penosas.

¿Qué deseamos? Lo que nos produce placer, es lo más evidente, ¿no? Pues no. Porque también deseamos lo que vemos, lo que hemos visto y lo que hemos creído que es lo deseable. Erotizamos lo que creemos que es correcto o que puede gustar al otro, muchas veces sin pararnos a pensar por qué deseamos eso y no otra cosa. Entonces, ¿cómo reconocemos nuestro deseo? Parándonos a sentirlo y, sobre todo, explorándolo. Sin juicio y sin censuras. Y también hay que trabajarlo. De eso hablamos en el siguiente capítulo.

Volvamos un momento al modelo lineal y hagamos un breve resumen de lo que ocurre en el cuerpo cuando estamos en una fase u otra.

Excitación

El cuerpo arranca el apogeo sexual produciendo una serie de reacciones a todos los niveles, no solo en lo genital. Las sensaciones serán más o menos intensas y se notarán de forma sutilmente distinta de unas personas a otras, de unos encuentros a otros, pero, en general, podríamos decir que la excitación empieza por mover la sangre; el flujo sanguíneo empieza a acelerarse, el corazón se acelera, y se empieza a concentrar en la vulva y todo el interior de la pelvis. Este acelerón sanguíneo lleva consigo un acelerón también del aire, y la respiración se modifica, haciendo que sea más profunda, al principio. Que suspiremos o gimamos es una expresión del placer o de la excitación. También es una forma de modular el aire y aumenta el oxígeno en sangre. Podemos gemir estando solas o acompañadas y es, en este caso, también una forma de comunicación con la otra persona (o personas), a modo de indicador de si la práctica que está haciendo te gusta o no. Gemir es un estímulo erótico en sí mismo, por eso lo hacemos, aunque estemos solas; pero no gemir tampoco significa que algo no te guste, simplemente que hay gente más silenciosa que otra.

Con la sangre corriendo por las venas, nuestra piel se pone más rosada (esto será más o menos evidente según tu tono de piel), y hasta puede aparecer piloerección; vamos, que se ponen los pelillos de punta. Esto no dura todo el tiempo, pero ciertas caricias o ciertos actos pueden desencadenar esta reacción, que volverá a aparecer en el orgasmo. Pero no solo es eso; los pezones también se ponen erectos, y la piel de la areola se arruga y sube un tono de color. Toda la piel se vuelve hipersensible, como si se hubiese conectado todas las terminaciones nerviosas de golpe y estuvieran ansiosas por ser estimuladas. Que es lo que sucede realmente.

La sangre sigue su galope y se empieza a concentrar en la vulva. El clítoris, esa maravilla de la naturaleza que solo sirve para proporcionarnos placer, empieza a llenarse de esa sangre y a ponerse erecto. Sí, sí, has leído bien: tienes erecciones. Las ramas del clítoris se apoyan en tus huesos para proyectarse hacia delante, sus cuerpos esponjosos (bulbos) se llenan de sangre y se inflan como globos; el glande intenta salir del capuchón asomando todo lo que puede para aumentar su superficie de fricción ya que es la parte más sensible de todo y quiere que lo pases muy muy bien. Y la esponja perineal, la que nadie conoce pero que estar, está, también se pone hasta arriba de sangre y abomba toda la parte inferior de la vagina. Los labios vulvares también se ponen pletóricos de sangre y aumentan su grosor y su color, sea el que sea (que hay labios de todos los tamaños y todos los colores). Los labios de la boca igual: parece que crecen, que se ponen rojos y la sensación de querer usarlos se dispara. Salivas mucho, y la lengua también parece que cobra vida propia.

La vagina se lleva su parte y sus paredes enrojecen, se estiran un poco y se tensan. Gran cantidad de sangre pasa a través de su lámina propia, y literalmente chorrean fluido. A esto se suma la actividad de las glándulas vestibulares, tanto las que hay a la entrada de la vagina como las que hay alrededor de la uretra, que segregan gran cantidad de lubricante para preparar las mucosas para la posible fricción y que no te lesiones. Cuando no estamos excitadas, estas glándulas apenas funcionan, pero cuando hay una excitación, se ponen en marcha a pleno rendimiento y producen grandes cantidades de líquido. Esa es la sensación de mojarse cuando nos excitamos. Con todo esto, lo que vemos, si nos miramos, es una vulva turgente, más mullida y colorada (o incluso morada), con los labios gruesos y subidos de tono, un clítoris más prominente y duro, y un brillo muy especial producto de todo el fluido que se está produciendo. Chorreas deseo. ¿Y qué pasa dentro de la vagina? Que el cuello del útero también se mueve, porque el cuerpo del útero se está desplazando. Si normalmente tu útero está apoyado en la vejiga, inclinado hacia delante, durante la excitación se echará levemente hacia atrás, separándose un poco y poniéndose más vertical. También recibe más sangre de lo habitual, porque empezará a moverse y a «latir» a su ritmo. Puede notarse este movimiento, o no. Incluso hay mujeres que describen la sensación de plenitud cuando notan el útero moverse durante el sexo. Si tu útero está normalmente apoyado hacia atrás (lo que se conoce como útero en retro), también se mueve y también se verticaliza, solo que, en vez de moverse hacia atrás, lo que hará es inclinarse levemente hacia delante. Dependiendo de la posición de tu útero, puedes notarlo más o menos, en unas zonas o en otras, pero moverse, se mueve, si nada extraño se lo impide.

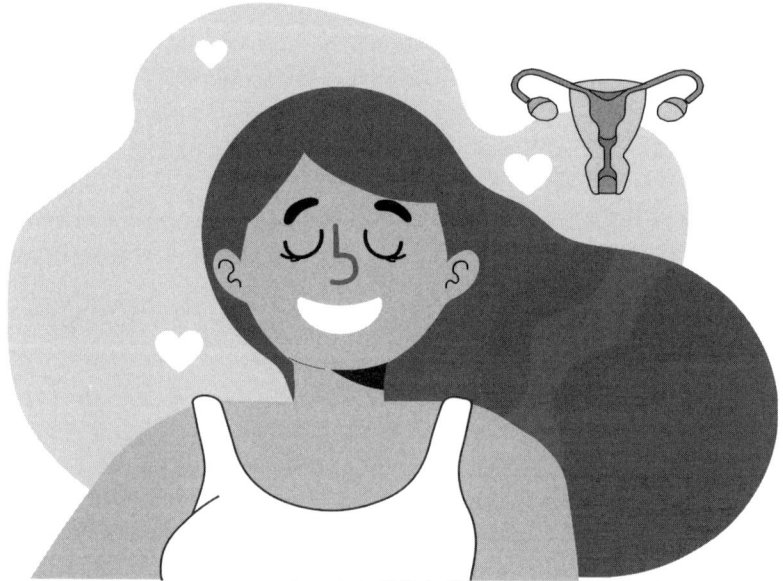

Como ves, todo se tensa, se «excita», se pone a tono. Hasta los músculos del resto del cuerpo; nuestro cuerpo entero entra en modo excitación y aumenta el tono muscular. Se prepara para la acción. Porque el sexo es activo, es movimiento y exploración y precisa de la participación de todo el cuerpo, no solo de los genitales.

Todo esto es posible porque el deseo está presente. El deseo es ese impulso que pone a la sangre en marcha desenfrenada y que impide que se pare. La excitación empieza y se mantiene porque hay deseo. Es muy importante que esto lo tengamos claro, porque no es cuestión de consentimiento, sino de deseo. Sin deseo no hay sexo, no hay respuesta, no hay placer. Deseamos más y más, y así la excitación no solo se mantiene; es que se dispara. El cuerpo entero se moviliza: la pelvis bascula hacia delante y hacia atrás en un baile sensual que busca no solo mover la sangre que tiene dentro, sino favorecer el máximo contacto de toda la vulva por fuera y masajear toda la vagina y el útero por dentro. Y cuanto más se mueve el cuerpo y más deseo se siente, más excitación y más placer.

Orgasmo

La excitación y las sensaciones corporales van *in crecendo*: la sangre galopa por el sistema circulatorio y se sienten las palpitaciones en el cuello, en la vulva, en la musculatura perineal y hasta podría decirse que se oye porque zumban los oídos. La respiración se acelera y se hace más superficial: jadeas para conseguir más aire y gimes más, si cabe, porque el placer es intenso. El cuerpo sigue moviéndose a una velocidad cada vez mayor. La musculatura se tensa desde la raíz del pelo hasta los dedos de los pies, especialmente en la zona pélvica, donde los glúteos se contraen a ritmo de samba como si tuvieran vida propia y todo el periné se siente saltar por dentro. En este momento ya no puedes pensar; solo sentir. La temperatura corporal sube y puede que empieces a sudar; no es solo el esfuerzo físico que refleja tu cara, sino la intensidad del placer, que lo ocupa todo. Sudas y hueles a pura vida.

Llegas a un punto de máximo placer, donde parece que no vas a poder más y sientes que la sangre ya no corre: vuela por dentro de tu cuerpo. Pueden ocurrir varias cosas:

a)   Que la tensión sexual acumulada estalle en un orgasmo potente y fulminante: tu espalda se arquea, la cabeza se echa hacia atrás, la boca
se abre y gritas (o no), los espasmos musculares recorren tu cuerpo
y tu vulva es como una bomba de placer palpitante que baila con la
musculatura perineal, que está contrayéndose y relajándose como
nunca, con fuerza y rítmicamente. Los dedos de los pies se ponen en
garra, las manos agarran con fuerza lo primero que pillan y dejas que
la sacudida te eleve a los cielos para dejarte caer suavemente después.
La sensación es brutal, intensa e indescriptible, porque la vivencia es
personal y única. Puede que te dé por reír, o por llorar. O por estornu-
dar, nunca se sabe. Se han descrito miles de reacciones curiosas con
el orgasmo, y todo es normal. Tu cuerpo se ha vuelto loco por dentro
durante unos segundos; tanto que hasta podrías adoptar posturas y
hacer movimientos inverosímiles porque la sensibilidad corporal se
pierde durante unos instantes y el control cerebral se apaga por completo. Y es maravilloso.

b)   Que la tensión sexual acumulada se vaya liberando en pequeños esta-
llidos orgásmicos y entres en un estado de sube y baja de placer que
no es fulminante, pero te mantiene en éxtasis suave durante un buen
rato, sobre todo si sigues estimulando el cuerpo. No necesariamente
tiene que ser un estímulo genital; a veces el cuerpo ha quedado tan
sensibilizado después del placer mantenido que cualquier roce, cualquier pensamiento, nos lleva una y otra vez al orgasmo. Ten en cuenta
que el orgasmo no es algo que se produzca por estimular solo el clítoris
o el codo; lo que desencadena el orgasmo es una suma de estímulos
corporales o mentales, y es el cerebro quien gestiona esa información
y la traduce en una explosión orgásmica o no. Por eso podemos tener
orgasmos mientras dormimos o incluso solo pensando en una situación erótica (esto no es tan simple, pero es posible).

c)   Que la tensión sexual acumulada se vaya liberando de forma pausada y
lenta, sin llegar a producir un orgasmo como tal, es decir, sin estallido
orgásmico. El placer es intenso y va poco a poco bajando de intensidad.
Sigues siendo placer, mucho placer, pero no explosivo y no deja sensación de malestar. Otra cosa sería que te quedaras con la sensación de
que «te falta algo», porque quieres llegar al orgasmo y no puedes. Pero

no hablo de eso; hablo de sentir placer, de recrearte en esa sensación de placer en calma y sin prisa, y disfrutarlo muchísimo igualmente.

d) Incluso podríamos incluir aquí la opción a) + b) + c); o a) + c); o b) + c) y así todas las combinaciones que se te ocurran, porque el cuerpo no entiende de patrones protocolarios y hace lo que le viene bien en cada momento (o lo que puede).

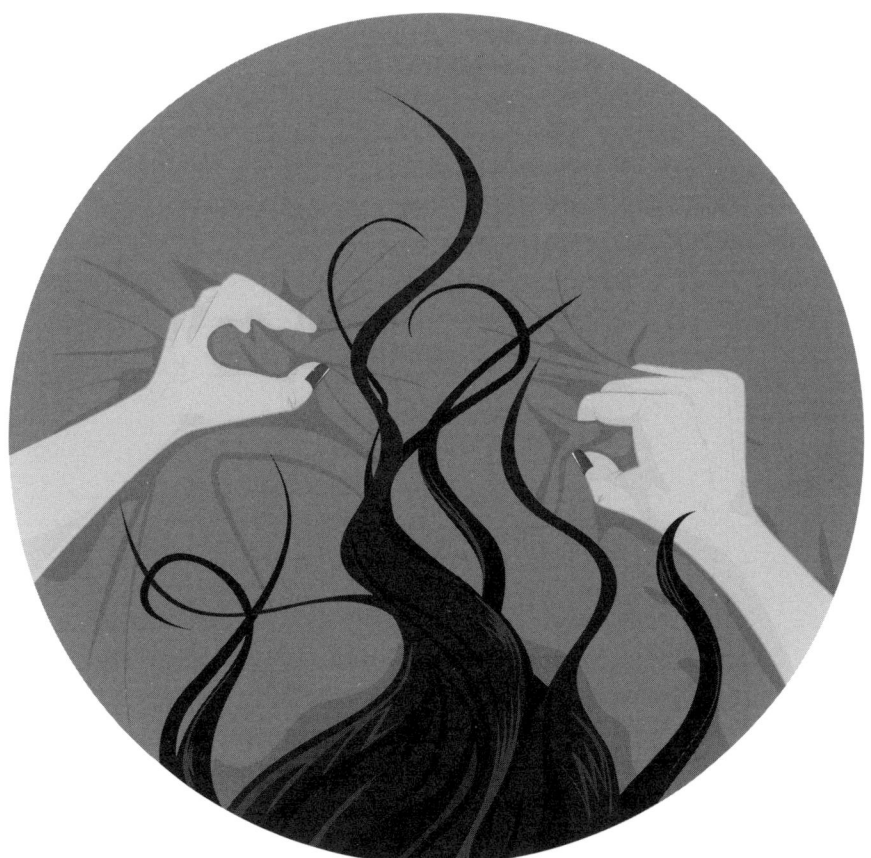

Lo que sí ocurre siempre es que el deseo se mantiene hasta el final, y el cerebro segrega una serie de sustancias químicas muy interesantes que hacen de la experiencia sexual un cóctel hormonal único que modifica incluso el comportamiento, el metabolismo y hasta el futuro.

Se produce también otra cosa que no siempre solemos identificar y es la eyaculación. Hay un poco de jaleo siempre con esto, porque mezclamos lo que es la eyaculación con el «squirting». Es normal que se confunda, porque, para empezar, es algo que se está investigando ahora y ni la ciencia tiene claro qué pasa y cómo. Hay tanta confusión, que los estudios mezclan las dos cosas como si fueran lo mismo, y no, no lo son.

Intentaré explicarlo brevemente.

Las glándulas parauretrales o glándulas vestibulares menores, las que rodean la uretra, segregan un fluido especial cuya composición química es muy semejante al líquido prostático. De hecho, estas glándulas se organizan como una red que rodea la uretra y que pueden desembocar tanto hacia el interior del canal uretral como hacia el exterior directamente.

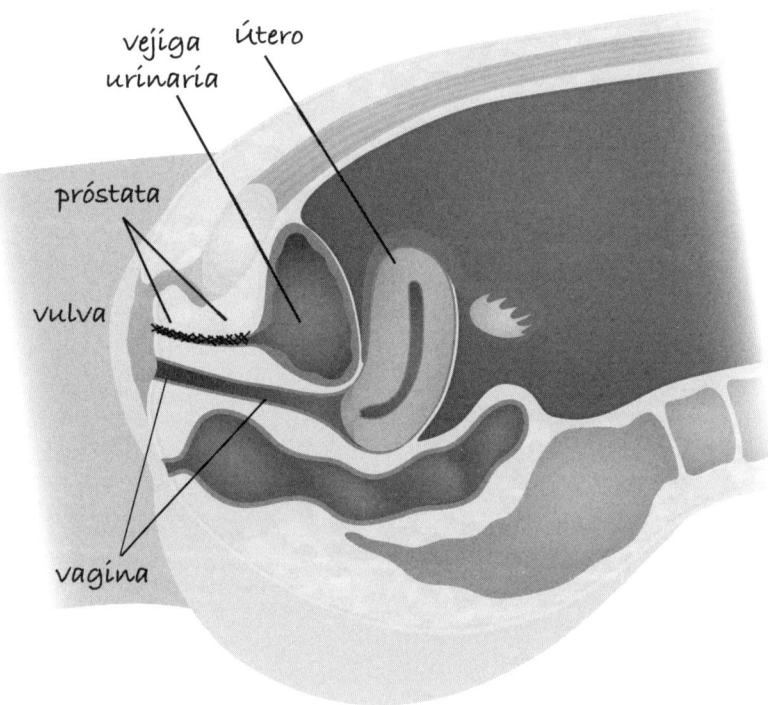

Es lo que se denomina nuestra «próstata femenina» (que no es exactamente igual, pero admitiremos barco de momento). Se sabe poco sobre esta estructura, porque, oh sorpresa, se ha investigado poco, tarde y mal, como casi todo lo relacionado con nuestros cuerpos y nuestra sexualidad. Recordemos que de la estructura del placer, el clítoris, apenas acaba de publicarse su anatomía y se le están descubriendo más cualidades que al aloe vera, porque hasta que Hellen O'Conell no se puso seria con el tema allá por los años 90, nadie se preocupó de por qué aparecía y desaparecía de los libros de anatomía y no se conocía prácticamente nada de un órgano tan importante. Pues con la próstata femenina vamos más o menos por los mismos caminos, pero esta, además, está un poco mezclada con más cosas. Porque ya he dicho que la ciencia tampoco distingue muy bien el *squirt* de la eyaculación, ni tenemos tampoco muy claro qué es qué. Lo que sabemos hasta ahora es que la próstata nuestra es muy variable, y que hay mujeres que tienen más o menos tejido glandular, y distribuido de forma diferente. Hay consenso en que estas glándulas segregan este fluido denso y mucoide y que eso es la eyaculación: una cantidad variable de fluido cremoso y blanquecino, muy parecido al semen en aspecto, que sale de los alrededores de la uretra y que humedece y lubrica toda la parte externa y alta de la vulva. Parte de esta eyaculación queda en el canal uretral, probablemente como medida de protección para evitar que los bichos compartidos se vayan de excursión a la vejiga y nos produzcan alteraciones de la flora y fauna autóctona. Por eso, orinar justo después del sexo, sobre todo si es compartido, ayuda a prevenir las cistitis poscoitales que tan molestas son. Hasta aquí todo claro: eyaculación = fluido denso mucoide que sale de la próstata o glándulas vestibulares menores. ¿Y qué es entonces el *squirt*? Pues esto es lo que no tiene mucho consenso. Porque a veces se expulsa un chorro de líquido mucho más grande, con más potencia y menos denso. ¿De dónde sale? De la vejiga. ¿Es orina? Sí y no. En realidad, no sabemos muy bien qué es. Está claro que sale de la vejiga, y que se produce de forma rápida y especial en situaciones de mucha excitación por efecto de una hormona que se llama vasopresina. Hicieron un estudio con ecografía a mujeres que afirmaban producir gran cantidad de fluido durante sus encuentros sexuales; les hicieron una ecografía justo antes de estimularse y comprobaron que estaba completamente vacía y verificaron que se llenaba muy rápidamente (demasiado rápidamente como para ser una producción normal de orina) y que ese fluido era expulsado a través de la uretra. Al analizarlo, vieron que tenía compuestos de la orina, pero también de la próstata y en dilución muy diferente a la orina. ¿Es orina muy diluida mezclada con la eyaculación? ¿Es un líquido especial que se produce por la excitación? Estamos en ello. Como dice Mónica Martín, @vivalavulvaylavida, me niego yo también a llamarlo orina, porque no lo es, aunque se acumule en el mismo lugar y se proyecte hacia fuera por el mismo canal. Mónica y yo estuvimos debatiendo sobre esto en Instagram y es que sabemos tan poco de este fenómeno y está tan pervertido por el porno y el sesgo de la ciencia, que si lo seguimos llamando orina creamos, sin querer, una sensación de suciedad o de ser defectuosas que no nos gusta nada.

Resumiendo: la eyaculación es el producto de las glándulas vestibulares menores y se relaciona con la excitación pero también con la presión y el movimiento. Todas las mujeres eyaculan y es algo totalmente involuntario. En unas se nota más y en otras menos, pero estar siempre está. El *squirt*, sin embargo, no todas las mujeres lo sienten (no sabemos si por represión, por falta de conocimiento para provocarlo o porque realmente no está presente en todas las mujeres a nivel anatómico); es un líquido mucho más diluido, en mayor cantidad, que procede de la vejiga y que tiene relación con el nivel de excitación y presión que se puede ejercer sobre el complejo uretro-clitoridiano (el mal llamado punto G y que no es más que el lugar en el que el cuerpo del clítoris, la próstata y la uretra se comprimen y se mueven mejor). Suele venir precedido de una intensa sensación de ganas de orinar y es ¿voluntario? que lo dejes salir. Quiero dejar muy claro que tener o no tener un chorro de estos (*squirt* significa eso) no implica mejor o peor experiencia sexual ni mayor o menor placer. Simplemente esto existe y ya está, no hay que buscarlo como el santo grial y mucho menos frustrarse si no lo consigues.

Aunque la eyaculación y el chorro suelen coincidir con el orgasmo, no tienen por qué hacerlo, ni intensifican la sensación orgásmica. Son fenómenos que se producen por la excitación, haya o no orgasmo.

Todo esto es posible (y me refiero ya a todo lo sexual, no solo a la eyaculación) siempre y cuando el sistema nervioso esté como tiene que estar. El sexo es una función corporal más, sí, pero necesita que el resto de las funciones estén bien y, sobre todo, que estemos en calma para poder activarse. ¿Qué significa esto? Significa que el sexo requiere de un sistema nervioso autónomo en modo parasimpático, o lo que es lo mismo, sin estrés, sin alerta y sin prisas (aunque esto último puede no ser imprescindible y hasta puede resultar estimulante). Nuestras funciones corporales funcionan en automático, no tenemos que pensar en ellas, afortunadamente. Nuestro sistema nervioso autónomo se encarga de regularlas y de activar los recursos necesarios para que vayan como deben ir.

Tenemos dos moduladores: el sistema nervioso simpático y el parasimpático. Son como el yin y el yan de la química interna; el simpático es el de la alerta, el que nos pone el cuerpo en marcha y hace que huyamos si nos persigue un león, y el parasimpático es el de la siesta, el que domina el cotarro cuando estamos tiradas en el sofá después de comer. El equilibrio constante y dinámico entre los dos es lo que hace que nuestro cuerpo funcione mejor. De esta forma, el cuerpo gestiona lo que necesita y segrega sustancias químicas que facilitan las funciones corporales según el dominio simpático o parasimpático. El entorno será, por tanto, otro factor más que habrá que tener en cuenta, ya que un entorno inseguro o frío, por ejemplo, activa el sistema nervioso simpático y nos pone en alerta, y un entorno cálido e íntimo calma al simpático y activa el parasimpático.

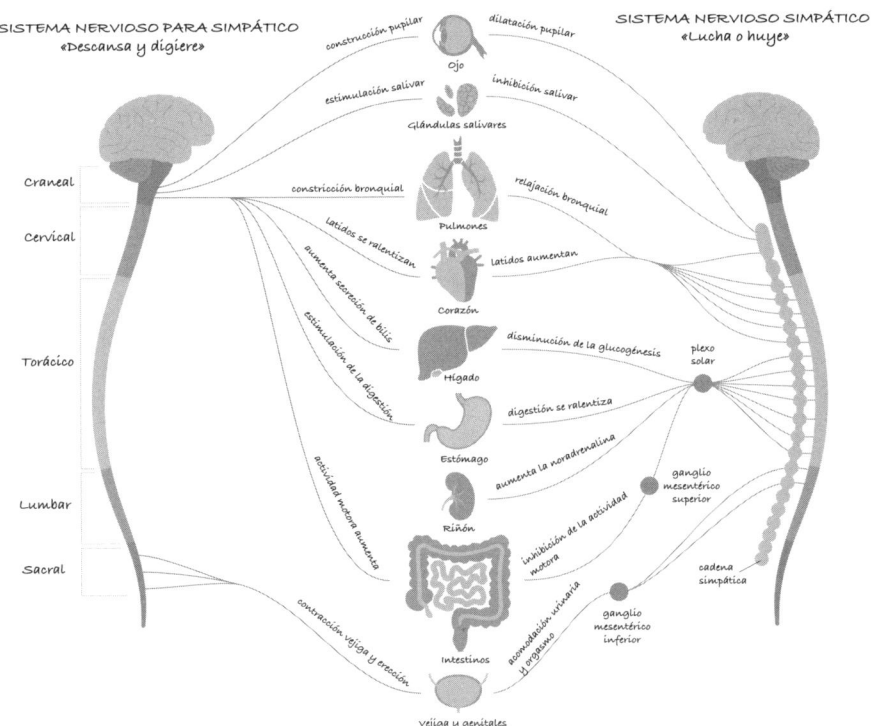

¿Cuál crees que se necesita para el sexo? Pues sí, necesitas estar en modo parasimpático: relajada, tranquila, en entorno de intimidad y seguro, con calorcito y sin interrupciones. ¿Te suena? ¿Entiendes ahora por qué a veces, por mucho que pueda apetecer, no hay manera de ponerse en solfa cuando el entorno no ayuda? Porque tu respuesta sexual no solo depende de que haya deseo, de que tu cuerpo tenga capacidad para responder o de que estés con la persona adecuada, sino que también depende del momento en el que te encuentras, de las circunstancias que tienes en ese momento y de lo que te rodea. Es lo que conocemos como modelo circular, que propuso Rosemery Basson en el año 2001 y que viene a decir precisamente eso: que para que haya ganas de más y el cuerpo arranque por bulerías, necesitamos querer y entender lo que es el sexo, sentir que el cuerpo puede responder, encontrarnos en un entorno seguro y adecuado, emocionalmente estar en disposición de abandonarnos al placer, y entonces, y solo entonces, el deseo puede fluir y llevarnos por las olas del placer. De hecho, cuando sentimos placer en el sexo, con o sin orgasmo, el círculo se cierra y desearemos en el futuro querer más y mejor. Por eso, cuando las experiencias sexuales son buenas y gratificantes, deseadas y placenteras, queremos repetir más veces y nos sentimos bien, pero cuando las experiencias no han sido placenteras o no ha habido deseo (fíjate que no digo consentimiento, que puede haberlo pero no con deseo), el círculo se hace negativo y no desearemos más, y tendremos poca iniciativa de repetir, porque a ningún cerebro le apetece repetir algo que no le ha gustado o le ha producido dolor; todo lo contrario, intentará evitarlo en la medida de lo posible, porque el malestar y el dolor activan el sistema nervioso simpático, el de la alerta y el estrés, y no el parasimpático, que es lo que necesitamos.

Pongamos un par de ejemplos para que se entienda mejor. María es una mujer de 45 años que anda con variaciones hormonales porque está en perimenopausia. Esta noche, se ha quedado sola en casa, tranquila, y siente deseo de placer y de darse un homenaje; solo de pensarlo, siente que empieza a lubricar y su vulva se humedece. Está en su casa, en su habitación, con sus juguetes sexuales favoritos y nada la perturba. María se sumerge en la exploración de las sensaciones y se deja llevar por el placer y lo disfruta. El cerebro de María estaba predispuesto, el entorno era seguro y adecuado, se encontraba en calma y el placer vino solo. María siente deseo con o sin menopausia, ya que ese no es el problema. Pero imagina ahora que al día siguiente María está en el supermercado y recuerda el orgasmazo que tuvo la noche anterior; el cerebro nuevamente está predispuesto, ya que tiene información reciente que le invita a querer repetir, su cuerpo reacciona y empieza a sentir palpitaciones en la vulva que la llaman para que sea atendida, pero María no está en un entorno seguro y adecuado para dejarse llevar: está en el supermercado, rodeada de gente y eso no le pone nada (al margen de que prefiere no ser detenida por escándalo público). Y el deseo tal y como vino, se va, porque no se puede completar el círculo.

Así funciona.

Basson, R. Obstétrique Gynecol. 2001; 98: 350-353

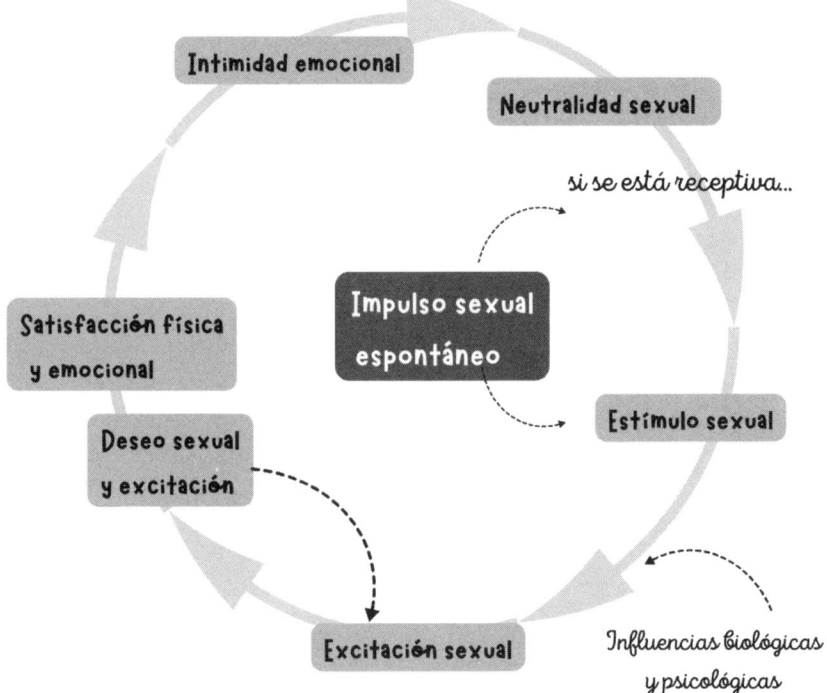

Cuando todo está a favor, la química hace su magia: la oxitocina nos inunda y hace que todo sea más bonito, que sintamos amor y que el mundo se detenga durante un rato. La excitación moviliza la oxitocina a través de las caricias y del roce de la piel, de las miradas y del contacto. Los niveles de oxitocina suben a medida que sube la intensidad del placer y hace que nos vinculemos si estamos con otra persona, aunque ese vínculo dure solo lo que dura el encuentro sexual, no tiene por qué ser un vínculo eterno. El filtro de la oxitocina es maravilloso: todo es maravilloso cuando se mira a través de ella. Por eso la llaman la hormona del amor. La oxitocina, como decía Michel Odent, es una hormona tímida, que necesita mucha intimidad y seguridad para fluir; necesita mucho parasimpático. Si tenemos el sistema de alerta alto, con mucha adrenalina corriendo por el cuerpo, la oxitocina se inhibe, deja de producirse, porque salvar la vida es más urgente que disfrutarla. La adrenalina y la oxitocina no van juntas, normalmente: cuando una sube, la otra baja. Con una excepción: el orgasmo. Y el momento del parto, pero de eso no vamos a hablar ahora. En el momento del orgasmo, el simpático y el parasimpático se dan la mano y pegan un subidón que solo se da en estas circunstancias: niveles de oxitocina altísimos y un chute de adrenalina en el momento de la explosión orgásmica. Por la adrenalina es por lo que podemos hacer cosas insospechadas durante el orgasmo y movernos de forma totalmente imposible de reproducir fuera del mismo. Es la adrenalina la que hace que perdamos los límites articulares o que podamos frotarnos hasta el infinito y más allá sin sentir dolor, sacando fuerzas de lugares insospechados e inauditos. Es esa combinación de adrenalina y oxitocina la que permite el orgasmo y todas sus consecuencias físicas: las palpitaciones, la respiración acelerada, el espasmo muscular, las contorsiones y el placer infinito.

El sexo nos gusta tanto, en parte, por ellas. Pero no son las únicas.

El placer también nos baña en endorfinas: esa sensación de colocón que tienes después del orgasmo, como que no sabes ni dónde estás, es el chute de endorfinas. Las endorfinas son opiáceos que fabrica nuestro cerebro. Opiáceos. Como una morfina natural, para que nos entendamos. Después del orgasmo, la famosa «resolución» es, en realidad, un colocón de endorfinas para que te quedes relajada y todo pueda ir volviendo a la calma despacio y sin prisas. Pero, incluso sin orgasmo, la sensación endorfínica que provoca el placer es inmensamente agradable. No es necesario el orgasmo para que el encuentro sexual resulte muy agradable y placentero.

Y a esto añádele un poco de dopamina, que es una sustancia muy potente que hace que queramos cada vez más. La dopamina es la que nos engancha y nos hace sentir que podemos con todo. Después de un rato de intenso placer, sientes que te comes el mundo y la creatividad se dispara. ¡Anda que no he tenido yo ideas brillantes para escribir o para mis cursos después de un buen orgasmo! Te recomiendo que tengas cerca una libreta para apuntarte cositas (si eres de las que les gusta escribir a mano) o que lo guardes en el teléfono como nota si ves que las ideas se vuelven locas después de una tanda de sexo. La dopamina, además, se segrega más cuando hay novedades, bien sea de prácticas sexuales o de parejas. Es la que hace que no te aburras, o más bien, que no se segregue si te aburres, por eso estamos especialmente activas y deseosas cuando acabamos de empezar una relación o cuando ponemos en práctica juegos nuevos o variamos la forma de estimularnos. La dopamina necesita variedad, y sin variedad no hay placer.

Y aquí no acaba la cosa. También segregamos serotonina, que es la hormona de la felicidad, y prolactina, que es la hormona de la satisfacción y los cuidados, y óxido nítrico, y muchas más cosas; tantas, que estamos ahora descubriendo realmente lo que sucede en el cerebro y cómo se mueven todas estas hormonas y neurotransmisores. Siempre pensamos en los estrógenos, la progesterona y la testosterona como las hormonas sexuales, pero en el sexo hay muchísimas más moléculas en movimiento y no es cuestión de tener más o menos, sino de que combinen y fluctúen de tal manera que hagan un cóctel especial y único en cada momento de placer.

Así que el sexo nos da placer, y bienestar, y sensación de amor, y energía, y felicidad, y creatividad, y sensación de ser poderosas. Todo junto y revuelto.

Esa es la magia del sexo, y el tormento de la ciencia, porque no se puede medir ni cuantificar exactamente si necesitamos más de una o de otra, y por eso no se puede vender una pastilla para el deseo.

No funciona así.

Esto del sexo es una obra de arte única e irrepetible. Es un cóctel que se diseña de nuevo cada vez, y tiene tantos ingredientes que es imposible fabricar algo que lo imite, aunque sea de lejos.

A modo de resumen, pero muy muy sintetizado, diríamos que la tabla que aparece a continuación recoge las sensaciones físicas y las hormonas y neurotransmisores que participan en el sexo; diríamos que el ORGASTO es la descarga física de las sensaciones del placer en su máximo apogeo, y que el ORGASMO sería la experiencia emocional que incluye el orgasto o la descarga física del placer y la vivencia personal, como una dimensión espiritual o emocional extra de la experiencia del placer. Es como un plus que hace que lo que vivimos cuando sentimos ese placer se integre en lo más profundo de nuestra psique, o de nuestra alma, como queramos verlo.

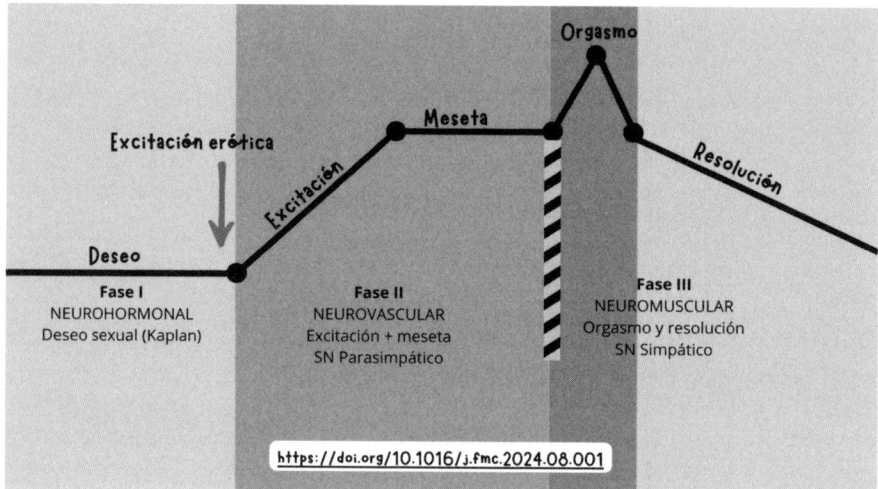

Respuesta sexual femenina			
Fase	**Genitales**	**Resto del cuerpo**	**Hormonas y sistema nervioso**
EXCITACIÓN	Los labios internos se engrosan y se ponen de color más intenso (más rojo o más rosado). El clítoris se pone erecto y el glande se ve más oscuro, como púrpura. Se ve más y se adelanta. La vagina segrega mucho fluido, se alarga y se tensa la parte más externa. Las glándulas vestibulares producen gran cantidad de fluido lubricante. Sensación de humedad o deestar mojada. El útero se «levanta» y se mueve a su propio ritmo. La musculatura del periné se activa y aumenta el tono muscular. Congestión sanguínea en vulva, clítoris y todo el interior de la cavidad pélvica.	La piel se hipersensibiliza y puede erizarse por momentos. Los pezones se ponen erectos y la piel de la areola se contrae. La sangre se acelera y aumenta la frecuencia del corazón. La respiración se hace más profunda y aumenta la capacidad pulmonar. Pueden aparecer gemidos y sonidos de tipo suspiro. Rubor sexual: enrojecen la cara y el cuello. El tono muscular aumenta y los músculos se preparan. La pelvis se mueve como una báscula, hacia delante y hacia atrás. La cara expresa placer y relajación.	Los estrógenos mantienen la mucosa vaginal en condiciones óptimas y estimulan el deseo y la respuesta sexual. La testosterona favorece el impulso sexual. La oxitocina te vuelve cariñosa y te da placer. Los ves todo bonito y amoroso. La dopamina empieza a subir y a engancharte al placer. El óxido nítrico hace posible la erección y activa unas áreas del cerebro que modulan el comportamiento sexual. La adrenalina se mantiene bajita. Si hay buen equilibrio entre cortisol y melatonina (estrés bajo), la erección y el deseo se mantienen mejor. El control cerebral disminuye, no se puede mantener la atención mucho tiempo. Sensación de seguridad y confianza.

Fase	Genitales	Resto del cuerpo	Hormonas y sistema nervioso
ORGASMO	Contracción uterina rítmica. Contracción de la musculatura perineal y la vagina, de forma rítmica y coordinada. Contracción del esfínter anal. Pelvis fija en retrobáscula o en antebáscula (según posición). Máximo volumen de sangre en pelvis y órganos intrapélvicos. Vulva insensible al dolor. Eyaculación y/o chorro (puede producirse en la fase de excitación o junto al orgasmo).	Espasmos musculares: pies, abdomen y otras zonas. La cabeza se va hacia atrás y la cara expresa esfuerzo intenso. Sonidos tipo jadeo o gritos alternando con apneas. Pico máximo de frecuencia cardíaca, con sensación de palpitaciones por todo el cuerpo. Aumento de la tensión arterial.	Pico máximo de oxitocina + adrenalina. Suben los niveles de dopamina y activan el lado creativo. Descontrol cortical total: has dejado de pensar completamente. Sensación de poder y plenitud. Risa, llanto, expresiones de júbilo o cualquier cosa es posible.
RESOLUCIÓN	Disminución progresiva de la congestión sanguínea pelviana. Los labios y el clítoris van dejando salir la sangre y disminuyendo el color y la tensión. Relajación muscular del periné y la vagina. Puede retornar a orgasmo.	Sudoración profusa que deja la piel brillante y olor intenso. Descenso paulatino de la frecuencia cardíaca y respiratoria. Descenso de la tensión arterial.	Secreción de prolactina; sensación de satisfacción. La adrenalina está baja pero la oxitocina se mantiene un tiempo. Todo se ve bonito por eso. El cerebro recupera la capacidad de pensar y el control. Sensación de calma y bienestar. Puede inducirse el sueño o reactivar la excitación.

(Elaboración propia)

¿El deseo y el colágeno se esfuman con la edad? Cómo cambian las respuestas con el tiempo

Ahora que más o menos tenemos claro lo que ocurre en el cuerpo y el cerebro cuando tenemos un momentazo erótico-festivo, sola o en compañía, que eso es lo de menos, la pregunta del millón es: ¿cambia esto con el paso del tiempo? Porque tenemos claro que el tiempo cambia y modifica nuestros tejidos, y que el colágeno se va perdiendo sí o sí, pero ¿se pierde también el deseo o la capacidad de respuesta sexual? *Spoiler*: NO. Y sí, pero con muchas comillas.

Evidentemente, nuestro deseo va a cambiar, pero no por falta de colágeno, sino porque la vida nos cambia, y las experiencias nos cambian, y la respuesta a los estímulos cambia por todo eso. La respuesta en sí puede variar en los ritmos, la intensidad o los tiempos, pero no cambia en cuanto al proceso, a lo que sucede en el cuerpo o respecto a cómo es el modelo de respuesta sexual que hemos visto en el capítulo anterior.

Vayamos por partes.

El deseo, que es lo primero que necesitamos para que arranque la maquinaria y además es el vehículo conductor de todo este jolgorio de hormonas y neurotransmisores, se modifica con el paso del tiempo, y de la vida en general. ¿Qué deseamos? ¿Lo sabemos? Una de las cosas que más me encuentro en la consulta muchas veces es esto: no saber lo que deseamos. La vida nos va arrastrando y zarandeando de acá para allá, y se nos olvida pararnos a sentir y a identificar lo que me pone ahora, porque es muy probable que las cosas que me excitaban y me aceleraban la sangre hace unos años, ahora apenas me generen respuesta o incluso me produzcan una inhibición total del deseo, pero como no me he dado cuenta, sigo repitiendo los patrones de hace años y llego a creer que el problema es que yo no siento deseo en vez de pensar que el problema es que no estoy ante los estímulos adecuados.

El deseo es algo que se cultiva y se mantiene, no es algo que se pierde por el armario en un momento de despiste. Poner consciencia y atención al deseo es necesario en todas las etapas de la vida.

Para empezar, saber qué es eso del deseo. No de cualquiera: el tuyo. El que hace que tu sangre corra desbocada por tus venas y active esos circuitos de tus neuronas que te ponen en órbita y en búsqueda activa del placer (o de estar receptiva a ello, como poco). Ese deseo. ¿Recuerdas qué te despertó eso cuando eras una criatura joven e inexperta de la vida? ¿Recuerdas quién o qué te puso en la consciencia esa sensación de tener el pulso desbocado y las bragas mojadas? ¿Recuerdas qué o quién te aceleró el corazón y te puso la vulva a palpitar como si fuera a salirse del cuerpo a pegar bocados por ahí? Ponemos muy poca consciencia en estas primeras veces, sobre todo porque la mayoría de nosotras hemos crecido creyendo que el amor y el sexo iban «impepinablemente» juntos, si eras mujer, claro, y que sentir deseo sin amor era algo sucio. Y como hemos crecido con eso retumbando en nuestras cabezas, hemos identificado como importante el primer amor, pero no el primer deseo. A veces eso coincide, pero otras muchas veces no, y por eso nos resulta muy fácil recordar de quién nos enamoramos, pero nos resulta tremendamente difícil identificar lo que nos pone cachondas.

Pero no pasa nada. Siempre estamos a tiempo de rectificar y de aprender a reconocer nuestro deseo, a potenciarlo y a explorarlo con libertad.

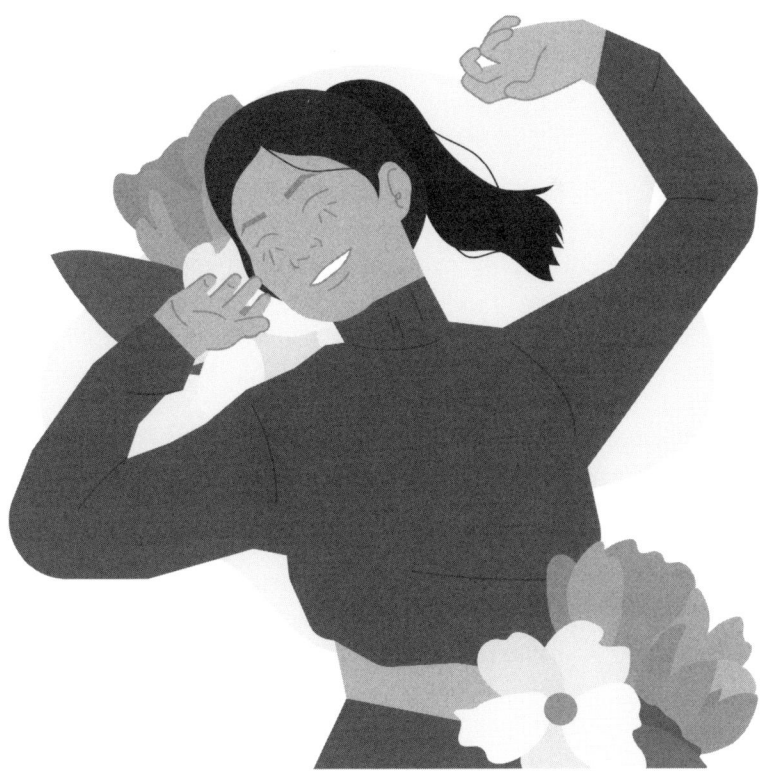

Si cierras los ojos y te paras a pensar en algo que sea erótico para ti, ¿qué es lo primero que te viene a la cabeza? No le pongas juicio ni filtro; así, sin pensarlo mucho, una situación que te ponga muy caliente solo de imaginarlo. ¿No? Pues vamos a ponerle remedio a eso, porque el imaginario es fundamental para que el sexo sea lo placentero y estimulante que necesita ser; sin cerebro no hay paraíso.

El placer, biológicamente hablando, es el estímulo adecuado de los órganos de los sentidos: comer cosas que nos gustan nos da placer, oler cosas agradables nos da placer, tocar y ser tocadas de la forma adecuada nos da muchísimo placer y escuchar sonidos de cierto tipo nos pone en éxtasis, ya sea música o sonidos concretos. No digamos el placer que puede ser para nuestra vista tener delante ciertas cosas o personas. Pero claro, no es solo el tipo de estímulo lo que interesa, sino cómo nuestro cerebro interpreta esas señales y si le da connotación erótica o no. Te pongo un ejemplo: comerse un helado es un placer en sí mismo (si te gusta el helado), pero si, además de gustarte, te recuerda a alguien o algo sensual, y te lo comes relamiéndote o imaginas a alguien lamiendo el helado sobre tu cuerpo, el erotismo entra en juego y un helado ya no es un helado, sino un estímulo sexual que genera placer y más deseo. Te propongo unas cosillas para trabajar un poco sobre tu deseo:

— Piensa cuál sería el escenario ideal para tener sexo: ¿qué necesitas para poder entregarte al placer de forma desenfrenada? Puede ser desde lo más simple (tener un poco de soledad en casa) hasta lo más sofisticado (una isla desierta con servicio a domicilio). Lo importante es que puedas recrear en tu cabeza lo que necesitas para poder disfrutar de un rato de lujuria, sea sola o en compañía. Inventa un relato erótico en ese ambiente.

— Piensa en cosas que te ponen; como propuesta, escribe tres tipos de estímulos sensoriales para cada uno de los órganos de los sentidos (tacto, gusto, olfato, oído y vista). Medita sobre esto, porque muchas veces nos atascamos en este punto y es que hace tanto tiempo que no paramos a sentir y a revisar lo que nos gusta, que ya ni nos viene a la cabeza. Incluso es muy probable que caigas en clichés y estereotipos sobre esto, como lo de comer fresas o estar en la arena mirando el mar mientras te meten mano, pero no te juzgues y, sobre todo, piensa en lo que te gusta realmente, no en lo que se supone que te tiene que gustar. Esto requiere práctica, como todo en la vida. Escribe un relato erótico en el que aparezcan todos esos estímulos.

Que imaginemos escenas eróticas es fundamental para desarrollar nuestro deseo. La fantasía y la imaginación no brotan de los árboles, sino de nuestra atención y de nuestra capacidad creativa. No es necesario escribir un *bestseller*. Ni siquiera es necesario escribir nada si no quieres, pero sí imaginarlo y montarse la película en la cabeza. ¿Y por qué no ver una peli porno y acabamos más rápido? Porque, dejando al margen que el porno sea un coladero de misoginia y violencia contra las mujeres, las áreas cerebrales que se activan cuando imaginamos algo son diferentes a las que se activan cuando lo vemos. El imaginar cosas pone en marcha multitud de áreas del cerebro para crear esa imagen mental, mientras que, si vemos una cosa, solo se activa el área visual y poco más. Imaginar pone en movimiento a las neuronas y «solo ver» las aplatana un poco (ya sabes que no es lo mismo leer un libro que ver la peli, ¿no? Pues es por esto, además que la peli siempre es peor). Las pantallas atontan las mentes, esto es una realidad, y en el sexo no solo te atontan, sino que te dejan sin los estímulos adecuados para poder reaccionar. Así que, vamos a poner la mente a trabajar para que el cuerpo responda más y mejor. Para que puedas inspirarte un poco, te dejo aquí un relato erótico escrito por mí con una propuesta basada en los estímulos sensoriales.

RELATO ERÓTICO 1

OLOR: café, sal, cuerpo masculino (sudor)

SABOR: sal, piel, boca

OIDO: susurros, respiración, canción: I feel you (Depeche Mode)

VISTA: manos, vela, juguetes sexuales

TACTO: vibración, toalla, bragas

Acabo de llegar del gimnasio. Es muy temprano por la mañana y me voy directa a la ducha para quitarme el sudor. Estoy exhausta después de la paliza que me acabo de meter en el cuerpo, pero estoy contenta porque me he sentido bien durante el ejercicio y ya no tengo la sensación de ser una ballena varada.

Entro en casa sin hacer ruido. No hay nadie, pero la costumbre de no molestar no se va nunca. Pongo la cafetera mientras preparo la ropa que me voy a poner después. No voy a ningún sitio especial, solo a mi sofá a descansar. Quiero estar cómoda.

Huele a café. Un intenso aroma me inunda la nariz y, sin saber por qué, pienso en ti. Esta extraña mezcla de pensamientos que mi cerebro improvisa me trae tu imagen a la cabeza y siento el calor en mi cuerpo con mucha más intensidad que antes.

Ahora no, pienso.

Me tomo el café y me meto en la ducha. Me recreo con el agua caliente, que me encanta sentir corriendo por mi piel hasta ponerse roja.

No tengo prisa. Tengo el día libre. Mi playlist suena y va poniendo canciones que yo canto a pleno pulmón.

Siento paz.

Salgo de la ducha y me envuelvo en mi toalla. La acabo de coger del cajón. Huele a limpio y está muy suave. Me sumerjo en ella y me regocijo como una gata. Me falta ronronear, pienso. Y me río.

Empieza a sonar «I feel you», de Depeche Mode. Me encanta esa canción. Me parece erótica a más no poder, y, sin darme cuenta, mientras me seco y me restriego con la toalla, empiezo a moverme al ritmo de la música, moviendo mi pelvis de lado a lado, contoneándome y cantando.

Sin poder evitarlo, y probablemente también sin quererlo, se me cuela otra vez tu imagen en mi cabeza. Dejo caer la toalla al suelo y me quedo desnuda frente al espejo, moviéndome y pensando que estás detrás de mí, cogiéndome las tetas con tus grandes manos mientras me lames el cuello, justo donde tengo el tatuaje. No te veo, porque no puedo mantener los ojos abiertos, y mis manos son las que realmente me están tocando, pero cuando miro, parece que son las tuyas y la excitación ya no me deja seguir sin ella. El cuerpo reacciona al baile, a la letra de la canción, a la imagen de mis manos que son las tuyas y me enciendo viva.

Y ahí, frente al espejo, me dejo llevar. Ese espejo que normalmente me devuelve una imagen que juzgo y censuro, hoy me devuelve una imagen muy sensual de mí misma, como si pudiera verme con los ojos con los que tú me estás mirando fijamente mientras tu lengua recorre mi cuello. Tú también estás desnudo, detrás de mi cuerpo. Te contoneas a mi ritmo, sin soltarme las tetas que sujetas como un tesoro y llegas a mi oreja, sin dejar de mirarme a través del espejo.

Al principio no hablas. Solo me miras y respiras. Oigo tu respiración y cómo se te entrecorta cuando notas que mi culo roza tu erección al bailar. Te oigo retener el aire y me pongo a cien. Sé que te excito y ese poder me embriaga, no sabes cuánto.

Quiero cerrar los ojos porque no me gusta verme, pero no puedo dejar de mirar los tuyos.

La música sigue sonando. Queda poco para que acabe y me da miedo que eso suceda, porque esta preciosa y sensual imagen se desvanecerá de mi mente, y no quiero que eso ocurra. Rápidamente le doy al bucle y me aseguro de que no va a terminar hasta que yo quiera.

Vuelve a empezar y yo sigo ahí de pie, contigo detrás. El parón se ha notado y mi ritmo ha bajado de intensidad. Tú también lo has notado, pero no estás dispuesto a que eso nos impida seguir.

Y entonces empiezas a susurrar en mi oído lo que me vas a hacer. Tu voz grave se me mete hasta dentro y me dispara el corazón. Estoy palpitando por todas partes. Y me cuentas que me vas a lamer entera hasta que me muera de gusto. Y me cuentas que cuando crea que ya no puedo sentir más placer, volverás a lamerme sujetándome para que no pueda evitar tu lengua en mi clítoris así estalle una y mil veces. Y me cuentas que cuando ya no me tenga en pie y mis rodillas sean como gelatina, entonces me tumbaré sobre la cama y tú seguirás detrás de mí, pero dentro al mismo tiempo, penetrándome lentamente y pre-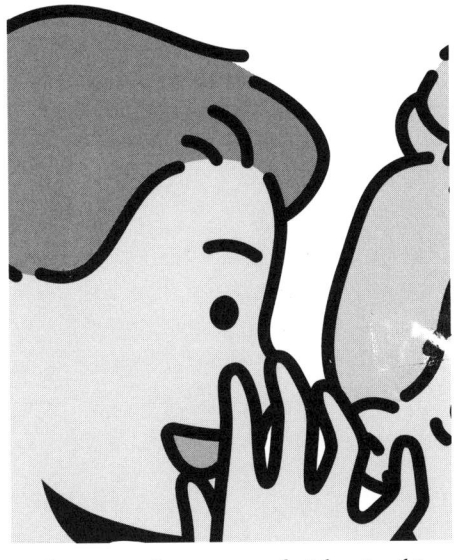guntándome cuánto más quiero sentir. Y todo eso me lo cuentas al oído, sin dejar de moverte contra mi espalda, sin dejar de mirarme, sin dejar de sonar la canción.

Te siento pegado a mí. Te huelo. Hueles a ti. Recién duchado y ya sudoroso por el calor que llevamos dentro. Huele a sal y sé que, si me doy la vuelta y te beso, tu boca sabrá a ti y a ese sabor tan especial que me vuelve loca. Sé que, si me doy la vuelta y empiezo a lamerte, tu piel también sabrá a sal y se me seca la boca y al mismo tiempo se me hace agua, como agua chorrea por mi vulva de lo excitada que estoy pensando que si me doy la vuelta puedo volverte loco de placer con mi boca.

Estoy a punto de caramelo. De repente soy consciente de que realmente tú no estás aquí. Solo estás en mi mente.

Por un momento, me quedo desorientada. Era tan real…. Miro a mi alrededor y veo la toalla en el suelo. La vela que puse para perfumar el baño mientras me duchaba me parece ahora una representación del fuego que siento y busco algo que pueda apagarlo. Estoy tan sumamente excitada que sé que solo necesito tocar mi clítoris un poquito con la mano y estallará, pero de refilón veo el vibrador que usé anoche encima del lavabo. Lo limpié y lo dejé ahí para secarse bien y ahora me viene de perlas porque quiero un orgasmo largo y potente, para brindártelo en mi mente ya que no vas a estar aquí para gozar viéndolo.

Me acaricio con la mano los pliegues de mi vulva que está ardiendo y muy mojada. El vibrador de micrófono lo pongo al mínimo y empiezo a pasarlo por mi sacro y el pubis. Solo en el hueso, para que no vaya demasiado rápido. Una vibración lenta y suave en el hueso mientras yo me acaricio con la mano. Sigo de pie en el baño, pero creo que me voy a ir a la cama porque tengo las rodillas un poco flojas y no me sostengo ya.

Al salir del baño siento un poco de frío y los pezones, que ya estaban duros, ahora son como granito y con un punto incluso rozando el dolor. Me meto rápidamente bajo las mantas y dejo el vibrador entre mis piernas. Con las piernas cruzadas, sujetando el vibrador contra mi clítoris, pero sin moverme; dejo que la vibración haga su trabajo.

Solo siento.

Me dejo sentir.

Vibro.

Cuando parece que me acostumbro, muevo un poquito mi pelvis y la sensación cambia.

Le doy un poquito de intensidad.

Me dejo llevar.

La excitación es cada vez mayor.

Ya no puedo evocar tu imagen ni nada. Solo existe el placer y las ganas locas que me invaden de llegar al orgasmo.

Me muevo adelante y atrás.

Aprieto el vibrador contra mí y entonces llega la primera oleada de placer.

Me atraviesa desde dentro y me sale por todos los poros de la piel.

No he retirado el vibrador, que sigue implacable contra mi clítoris palpitante. No sé si podré resistir porque estoy tan ida que me cuesta sentir. Pero sí, viene otra oleada de placer sin prisa y sin retorno. Es más suave que la anterior, pero igualmente placentera.

Me estremece. Casi siento ganas de llorar de puro éxtasis.

Y retiro el vibrador. Creo que podría seguir un poco más, pero estoy tan feliz en este momento, que me sobra todo.

Grito de placer sin pudor. Estoy sola y este gemido es solo para mí.

Espero a que pase este tsunami y el ritmo de mi corazón baje un poco. Me parece que voy a tener que ducharme de nuevo porque estoy empapada en sudor y en mis fluidos. Huele a sexo. Lo aspiro profundamente y me encanta.

Con las rodillas todavía temblando, me levanto para ir al baño. Quiero ponerme las bragas, pero solo el roce de la tela me vuelve a hacer sentir que me voy a correr otra vez. ¿Y por qué no? Con las bragas puestas y mirándome al espejo. Y vuelves a aparecer en mi cabeza mirándome fijamente mientras yo termino de masturbarme frente al espejo. Tu sonrisa al verme me enloquece.

Definitivamente, tengo que volver a ducharme y tumbarme después en el sofá.

Darle contenido al imaginario es pura vida. La fantasía es necesaria y es maravillosa. La fantasía es otro mundo, donde todo es posible y donde no existe el juicio. Es verdad que las fantasías sexuales son capaces de generar escenas que pueden colisionar con los principios morales de nuestra vida y eso, a veces, genera malestar. La diferencia entre lo que deseamos hacer y lo que fantaseamos es que en la fantasía todo es posible y no debemos juzgarla. Una fantasía no tiene por qué ser realizable, ni siquiera tiene por qué ser deseable llevarla a la práctica. El relato 2 que te pongo es una fantasía totalmente imposible de realizar. El relato 3 es una fantasía que a mí me pone mucho pero que jamás intentaría realizar, porque no me parece necesario ni creo que fuera capaz de hacerla real, y no pasa nada. Simplemente está en el mundo de la fantasía y ahí se debe quedar. Me conozco y sé que soltar el control me cuesta mucho y tampoco me apetece probar ciertas cosas (al menos en este momento de mi vida), pero me encanta fantasear con ello y no quiero llevarlo a la práctica. Esa es la maravilla de la fantasía, que no es algo que «tenga que» hacer.

RELATO ERÓTICO 2. Una fantasía irrealizable

Me siento en mi sofá comiendo helado. Deslizo mi lengua lentamente por la crema fría y la siento derretirse en mi boca. Saboreo cada lametón con deleite. Me chifla el helado. Y lamer.

Pienso en lamer este delicioso helado sobre ti. Tu cuerpo tremendamente caliente y el helado terriblemente frío. Y lamerlo hasta que no quede rastro.

Lamerlo en tu espalda, cerca del culo, donde empieza la separación de las nalgas que parece una flecha indicadora del camino hacia las profundidades de tu cuerpo.

Lamerlo ahí, en ese hueco, sintiendo el escalofrío que te recorre la piel y te eriza del todo. Cada centímetro de tu piel está en erección. Y yo lamo ahí con fruición hasta derretirte y calentarte de nuevo.

Mientras acabo mi helado en el sofá y pienso esto, sonrío.

Estoy muy caliente yo también.

Y el helado muy frío.

Es un contraste espléndido.

Ahora que estoy aquí, voy a pensar una fantasía irrealizable. Algo que nunca haría pero que sí puedo soñar.

La verdad es que me cuesta pensar en algo excitante y no realizable. Mi mente perversa siempre maquina historias que sí haría. Pero hoy me voy a esforzar en una fantasía del todo.

Creo que ya lo tengo.

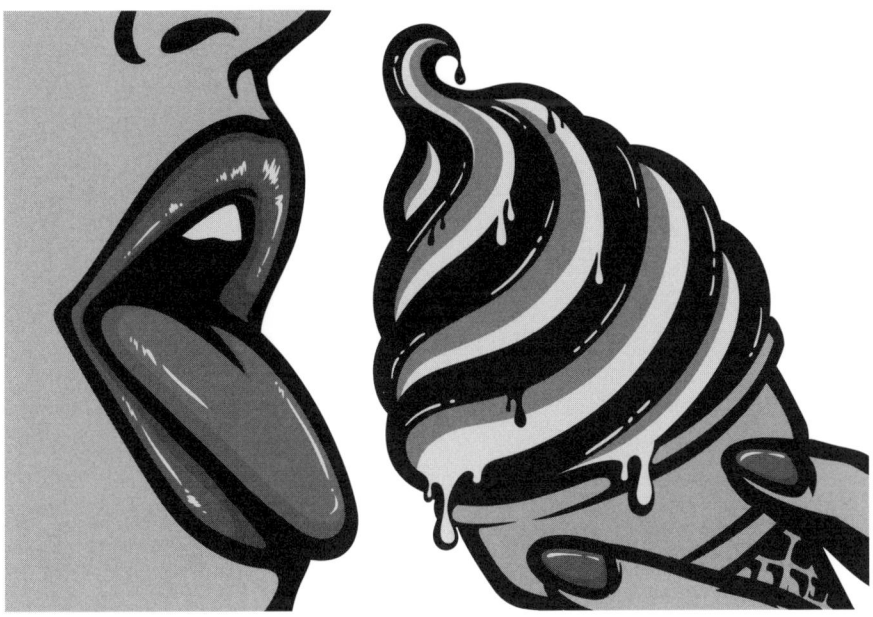

Un tanque de vacío sensorial. Meterme en un sitio de esos donde no hay nada: nada te toca, nada se ve, nada se escucha. Solo estás tú y tu cuerpo sintiente. Y allí, desde el vacío absoluto, empezar a conectar los sentidos uno a uno.

Primero escuchar una respiración. Alguien respira cerca, pero no sé si es un hombre o una mujer. Ni siquiera puedo saber si es una sola persona. Porque yo floto en el espacio de vacío sensorial y solo escucho respirar desde distancias variables y con intensidades diferentes. A veces por aquí. A veces por allá. Me excita mucho esto, sorprendentemente.

Vuelve el vacío absoluto.

Y empiezo a sentir un tacto en mi piel. Todo el cuerpo a la vez es invadido por una sensación táctil. No son manos. No son bocas. O sí. No lo sé. Solo siento repentinamente que todo mi cuerpo es tocado a la vez. Por todas partes al mismo tiempo. Se mete dentro de mí por la boca, por la vagina, por todas partes. Suave y lento. A oleadas. Es brutal. Se mueve y me mueve. No sé qué es. Pero me excita muchísimo y resulta tremendamente placentero.

Vuelven el vacío sensorial y la nada.

Mi cuerpo está palpitando y con la respiración muy acelerada. Me enfado porque quiero más.

Vuelven la respiración y la invasión táctil juntas. Ahora no solo siento el vaivén; además ahora siento la respiración en mi oído. Muy cerca. Muy muy cerca. Tan cerca que hay momentos en que no distingo si este jadeo es mío o no.

De pronto, un sabor intenso me inunda la boca. No sabría decir qué es. Es un sabor que me resulta familiar. Pero no es algo comestible. Es tu sabor. El de tu boca. El de tu cuerpo. El de tu sexo. La saliva en mi boca sabe a todo eso de forma intensa. Puedo incluso olerte al tragar saliva y que esta arrastre tu sabor hacia dentro de mí.

Las olas no dejan de mecer mi cuerpo por dentro y por fuera.

El sonido de la respiración y el jadeo que la acompaña.

El sabor me devora la lengua.

Huele a sexo. Ese olor almizcleño se mete por mi nariz directamente al cerebro. Todo es sexo ahora. De todas las sensaciones, esta es la más animal. La que me toca el cerebro primitivo con fuerza y me lleva a esa parte de mí que no se puede gobernar.

Las olas, el jadeo, el sabor y ahora el olor me llevan al orgasmo sin remedio. Tengo los ojos cerrados fuertemente porque sé que, cuando los abra, todo habrá terminado. Y así me dejo llevar al cielo sin prisa por volver.

Grito y me retuerzo.

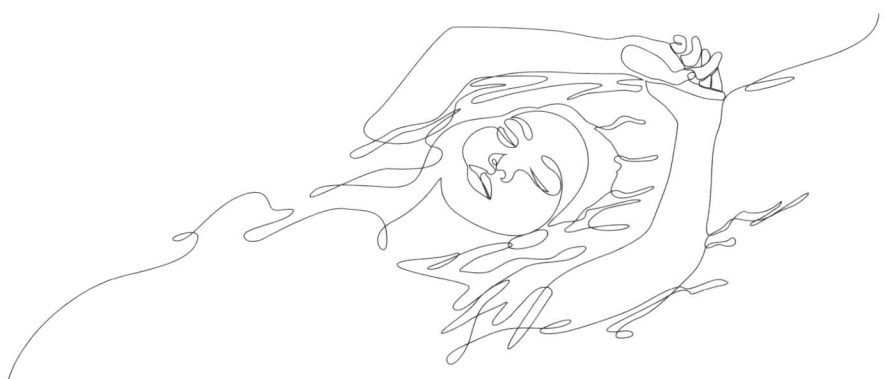

Siento tanto placer y tan intenso que parece que me voy a morir porque me estallará el corazón.

Y abro los ojos.

Se me ha derretido el helado y me ha chorreado por la mano.

No sé cuánto tiempo he estado ida.

No me importa.

RELATO ERÓTICO 3. La cuerda infinita

Te dejo mis manos para que las ates. Ofrezco mis muñecas juntas, sin mostrar ningún tipo de resistencia. Veo la cuerda pasar entre mis manos, mientras tú haces los nudos como un experto.

Sé que estoy a tu disposición, y eso me enciende la sangre.

La cuerda pasa una y otra vez por mis manos y mis muñecas, y después pasará por mis brazos y el resto de mi cuerpo. Hoy me vas a atar de pies a cabeza y a suspenderme en el aire, para que todo mi cuerpo esté disponible para el placer y para tu boca, tus manos y tu sexo.

La cuerda me rodea y me contiene.

La cuerda me acaricia y me excita mientras pasa a mi alrededor y voy sintiendo cómo me va dibujando la piel. Siento la humedad de mi vulva mientras tú me atas. Incluso se me escapa algún gemido cuando me aprietas más fuerte.

La cuerda me rodea, me aprieta, me acaricia, me marca la piel y ahora también me sostiene en el aire. Mi cuerpo está totalmente anudado y suspendido en el aire, solo para ti. Tú me miras y me tocas y me dices que vas a hacerme morir de placer. Y mientras me dices todo eso y yo palpito, tu boca empieza a recorrer la mía y tus manos me acarician la poca piel que ha quedado al aire.

Siento tus dedos entrar en mi cuerpo y no puedo moverme; solo puedo dejar que tú me muevas. Y lo haces. Me empujas con los dedos dentro de mí y me balanceo sin poder controlarlo. El abandono es total y absoluto. Y me fundo en tu mano, me hago agua sobre tus dedos.

Te alejas y me siento vulnerable y expuesta.

Me miras y veo el deseo en tus ojos.

No puedo moverme.

Solo te miro y te invito a venir con la mirada.

Y vienes.

Tu boca directa a mi fuente de agua, que no está tapada por la cuerda infinita que me rodea.

Tu boca bebe de mí y me hace volar. Me excita tanto que siento que voy a correrme en un segundo. No quiero. Quiero retrasarlo un poco más, pero mi cuerpo no me obedece porque está bajo tu poder y dentro de esta cuerda infinita. Así que estallo en tu boca y me licuo sobre tus labios, que no dejan de besarme y acariciarme los pliegues de mi vulva y me retuerzo como puedo sobre tu lengua, que sigue incansable sobre mi clítoris, sin darme tregua.

Las oleadas del orgasmo me recorren de arriba abajo, una y otra vez y grito de puro éxtasis. Grito y grito. No puedo más. Y cuando creo que voy a morir, cuando siento el corazón a punto de estallarme dentro del pecho, una última oleada me deja exhausta.

Siento el cuerpo flotando en el aire.

Siento la cuerda.

Siento que estoy más viva que nunca.

Siento palpitar mi interior y poco a poco, siento cómo el colocón de endorfinas y oxitocina me inunda. Pero cuando creo que todo ha terminado, te siento a ti, penetrándome con fuerza y moviendo tu cuerpo contra el mío. Yo casi no puedo ni respirar, pero tú sigues empujando, entrando y saliendo, hasta que tu orgasmo te inunda y me inunda.

Leer fantasías y crear las tuyas propias es algo que ayuda mucho a estimular el deseo. Es la gasolina de la que se alimenta el motor del deseo sexual, no lo dudes. Por eso es importante que nos paremos a pensar qué queremos, cómo lo queremos y por qué lo queremos. Que esa es otra: ¿por qué deseamos a veces cosas que no son compatibles con la igualdad y el respeto? ¿por qué fantasear con violencia? Porque vivimos en un mundo violento y patriarcal, que nos ha ido mostrando a lo largo de la vida lo que se supone que es erótico, y lo hemos interiorizado sin cuestionarlo. Todas esas novelas rosas donde un «no» era un «sí» si insistían lo suficiente, o esas historias románticas de príncipes que besan a princesas inconscientes pasando por alto si lo deseaban o no, las llevamos tatuadas en el cuerpo. Así que no te juzgues muy severamente si en una fantasía se te cuela algo de eso, porque deseamos lo que vemos y lo que nos enseñan a desear. Ahora eres una mujer adulta que puede cuestionarlo y ponerlo en el lugar que le corresponde, porque si una fantasía erótica, o un sueño húmedo, te incomoda porque ha sido algo que no harías jamás en tu vida y te parece machista o violento, ahora puedes entender de dónde viene eso y cambiarlo con el tiempo. No es fácil ni rápido, pero poco a poco cambia el relato fantástico también y empiezas a despertar el deseo desde otro lugar.

Y todo esto, además, va cambiando con el tiempo. Sí, por supuesto; precisamente porque las experiencias vividas, lo que hemos aprendido a lo largo de la vida, cambian el material con el que tu cerebro monta los escenarios de fantasía y cambia totalmente el imaginario. Con la edad no perdemos el deseo, pero puede que estemos aburridas y no nos hayamos dado ni cuenta.

Toca poner en marcha la creatividad.

También es importante ser conscientes de nuestras circunstancias personales y de nuestra pareja, si la tenemos. El deseo se nutre de la fantasía y la imaginación, pero también de la novedad. La dopamina es la culpable de esto.

La dopamina es la que te da esa sensación de euforia, la de venirse arriba. Es un neurotransmisor que activa el sistema de recompensa cerebral y es impulsora de la devoción que se siente por la persona amada, cuando te acabas de enamorar. Te vuelve adicta al placer, y por eso queremos más. Cuando te enamoras, solo tienes ojos por y para esa persona, porque necesitas chutarte tu dosis de dopamina a través de ella. Con el tiempo, esto decae, como casi todo en la vida, y dejas de producir tanta dopamina cuando estás con tu persona amada. No es que ya no la quieras, sino que la novedad ha pasado y el amor puede vivirse desde otras sustancias químicas menos intensas. Las relaciones entre las personas enamoradas son siempre así: primero un subidón continuo y después la calma.

Cuando tienes pareja estable, la dopamina estable y la vida en una rutina bastante fija, es posible que el deseo esté amortiguado. No es la edad, sino la vida lo que tiene tu deseo medio dormido. Despiértalo. La fantasía, la comunicación con tu pareja, el reconocer y explorar tu propio deseo desde la mujer que eres ahora, es la clave de todo. Tu cuerpo ha cambiado, probablemente mucho más si has sido madre, y también si no lo has sido. Puede que físicamente la respuesta sexual sea a un ritmo diferente que cuando tenías 20 años, pero sigue estando ahí: deseo, excitación, meseta, orgasmo y vuelta a la calma. Puede que físicamente tu resistencia al esfuerzo o la flexibilidad para hacer ciertas posiciones no sea la misma que la de hace 20 años, pero el placer y la capacidad de disfrutar no se ha perdido, ni mucho menos; solo hay que encontrar el nuevo ritmo, las nuevas posiciones, los nuevos estímulos y ponerles un poco de imaginación.

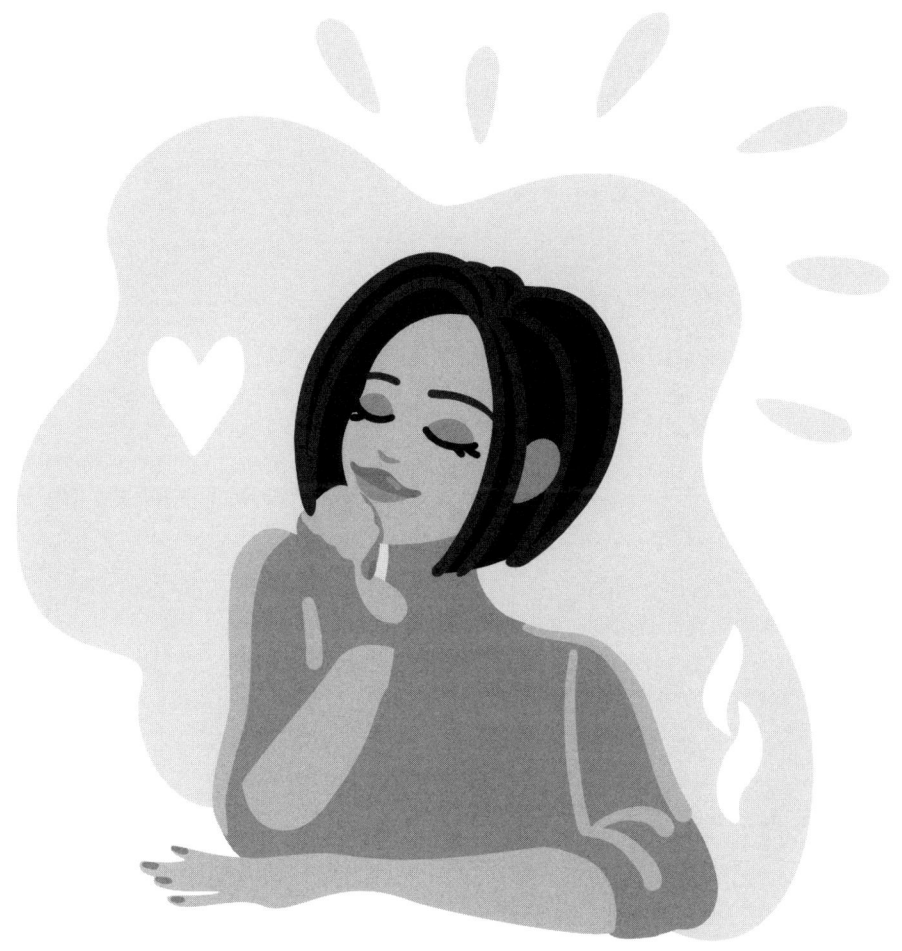

Dice muchas veces Miriam Al Adib en sus charlas sobre menopausia que no conoce a ninguna mujer en menopausia que tenga sequedad vaginal cuando tiene pareja nueva. Y es que la novedad pone la dopamina en órbita y con ella se despierta un deseo que no estaba muerto, solo estaba de parranda. Porque el problema no es la edad, ni la menopausia; el problema es que nos olvidamos de nosotras mismas, no nos conocemos ni nos reconocemos en los cambios del cuerpo y la mente, y el placer queda relegado a un plano por debajo de todo lo demás. Si, además, nuestra fantasía es cero y nuestro conocimiento de cómo es la mejor forma de obtener placer brilla por su ausencia, el resultado es catastrófico. No podemos desear aquello que no nos produce placer. Si la vida sexual que hemos tenido está llena de prácticas que no nos han resultado agradables o incluso han sido dolorosas, es imposible sentir deseo. No es un problema de «falta de deseo»; es que lo fisiológico, lo normal, es no sentirlo porque no podemos desear lo que no nos gusta. Si el sexo no es deseado y no es placentero, no es sexo: es agresión. Si sientes que hay falta de deseo en ti, pregúntate estas cosas:

a)   ¿Antes sentías deseo y ahora no, o es que nunca lo habías sentido?

b)   ¿Ha ocurrido algo a nivel sexual que haya sido desagradable o doloroso? Una cicatriz, un punto gatillo, algún problema de salud, etc…

c)   ¿Sientes deseo y excitación cuando estás sola pero no con tu pareja?

En cualquier caso, busca ayuda profesional especializada si crees que necesitas poner remedio a eso.

Tu placer importa.

Tú importas.

_____

Receta para aumentar el deseo

Ingredientes:

— *Un kilo o dos de mirarse al espejo (de cuerpo entero y en concreto la vulva con todos sus recovecos).*

— *Cinco litros de sangre en movimiento (litro arriba, litro abajo).*

— *Un par de kilos de conocimiento.*

— *Litros de amor por ti misma.*

— *Juguetes, lubricantes y lo que haga falta.*

__Elaboración:__ se echan los kilos de miradas por encima de tu cuerpo hasta obtener una imagen mental adecuada de ti misma y en la que tu cerebro tenga muy presente cómo es y cómo se siente cada centímetro de piel. Asegúrate de que las miradas vayan libres de juicio y expulsa los estereotipos patriarcales de tu cuerpo, sea normativo o no. Seguidamente, es conveniente que la sangre se vaya poniendo en movimiento. Para ello, se puede usar un vibrador y lubricante, de forma que el estímulo mecánico del juguete movilice la sangre que hay en la zona y atraiga más a esta. Una vez puesta la sangre en movimiento, se puede apreciar una fluidificación de la vulva por segregación de fluidos propios; añade eso a la mezcla. Adereza con los kilos de conocimiento la mezcla: recuerda cómo es el cuerpo, y la respuesta sexual, y cómo son las cosas que te gustan. El conocimiento nunca está de más, así que échale lo que quieras y más que no se va a estropear la receta. Y una vez que puedas mirarte con amor, y sentirte una diosa, el resultado es el deseo: el deseo por ti misma. Deséate mucho. Cuanto más te deseas, más deseo sientes por todo lo demás.

Volviendo a la pregunta que iniciaba este capítulo: ¿se pierde el deseo con la edad? No, pero cambia y puede dormirse en los laureles si no lo entrenamos.

Mirarse al espejo ahora: eres una DIVA

Muchas mujeres se descubren con más de 40 o de 50 porque se separan. Y no es que la separación sea buena o mala, sino que, al salir de la rutina, al romperse la relación de pareja estable que tenían y sentir que quieren buscar parejas nuevas, se dan cuenta de que no sabían lo que deseaban, ni se miraban al espejo siquiera desde hacía años.

Y, de repente, te puedes enamorar de ti, de la vida, de vivir y sentir placer. Entras en la fase DIVA: divina e intensa de la vida y del autoamor.

Cuando eres DIVA, te pones frente al espejo y lo que ves te parece sublime, sensual tal y como es. Tienes curvas, menos colágeno, probablemente cicatrices, ¿y qué? Te ves como una diosa, porque lo eres. Eres Afrodita, con todo el erotismo posible saliendo por los poros; eres Artemisa, haciendo del sexo un deporte para el que no necesita a nadie más que a sí misma. Eres todas las diosas al mismo tiempo, porque todas las diosas están en tu interior y las sacas a pasear cuando te da la real gana. Esa es la esencia de la DIVA.

Y cuando te sientes así, sales al mundo a comértelo y a dejar que te coman solo lo que tú deseas que sea comido.

Cuando te miras en el espejo como DIVA, el sexo adquiere una relevancia que antes probablemente no tenía. El climaterio es la segunda adolescencia, un momento vital de grandes cambios. Te pilla madura, más sensata que la primera adolescencia, pero igualmente variable, con ganas de vivir y mucho vaivén hormonal. Te pilla a veces criando, y otras ya habiendo criado, o sin haber criado, pero siempre te pilla. A veces con pareja de muchos años, a veces sin pareja y a veces en plena revolución de una separación.

Pero te pille como te pille, si entras en modo DIVA te replanteas muchísimas cosas.

Para empezar, puede que empieces a cuestionar si tu vida sexual es lo que querías o es lo que ha ido trayendo la vida sin más. ¿Quieres tener una pareja? ¿Quieres convivir? ¿Quieres relaciones sexuales sin compromiso emocional? ¿Cómo quieres que sean los encuentros sexuales ahora?

Vivimos en un mundo que nos empuja a seguir ciertos guiones. El guion sexual es uno de los más antiguos y desiguales que existen. Este guion patriarcal en el que las mujeres follamos por amor y somos poco más que

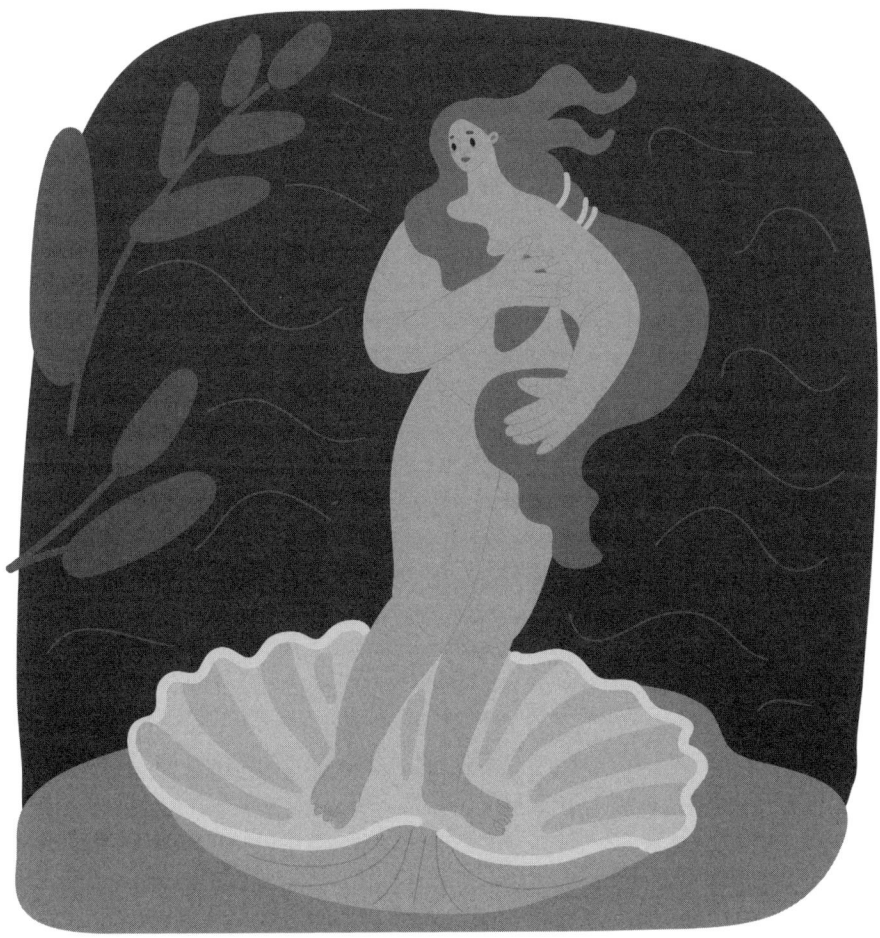

una vagina con piernas que es empotrada por el macho alfa ya no nos sirve. No nos debería haber servido nunca, pero la realidad es que nos lo hemos comido con papas. El coitocentrismo nos rodea, y hasta la ciencia está tan basada en eso, que la investigación sexológica de las mujeres deja mucho que desear. Pero cuando te ves como una diosa, cuando te plantas en el lugar que te corresponde y sabes lo que te produce placer y lo que no, ya no sigues el guion, y eso le hace explotar la cabeza a mucha gente. ¡Cuántas veces nos llaman locas por salirnos del tiesto! En esto, más todavía. Una mujer que decide con quién se acuesta y con quién no, que se niega a ser receptáculo del placer de otro y exige satisfacer su propio placer, que dice «por aquí y así» en vez de fingir que le gusta lo que no le gusta, que marca distancias cuando no le interesa el compromiso y se plantea el sexo como actividad lúdica sin más pretensiones que la de disfrutar, es una loca, por supuesto.

Siempre nos llaman locas cuando rompemos las normas del patriarcado. Mira a Fulanita, que desde que se separó está desatada; se ha vuelto loca. No. No se ha vuelto loca; ha recuperado la cordura.

No es necesario separarse para ser una DIVA. Puedes tener una pareja y estar feliz de la vida y sentirte una diosa igualmente. Lo que pasa con las que nos hemos separado a estas edades es que ahora estamos en pleno subidón de dopamina porque nos hemos enamorado de nosotras mismas y de la vida en plan adolescentes, con esa misma intensidad y un chispín más de conocimiento. Yo reconozco que después de estar con la misma persona durante muchos años, volver a compartir el cuerpo con otros cuerpos es emocionante. Al principio da mucho vértigo, porque nos cae el peso del patriarcado encima sin avisar, y replantear toda la vida sexual es un ejercicio de mucha consciencia que da mucho miedo. Plantearse de nuevo las relaciones, si deseas que sean hombres o mujeres, si deseas que haya más vínculo o menos, más compromiso o menos, si deseas que sea de una o en una o experiencias diferentes; pros y contras, posibilidades diferentes, ritmos diferentes.

Es importante y necesario preguntarse una misma lo que quiere ahora en su vida. Decía al inicio del libro que los 40 no son más que la mitad de la vida, más o menos: ¿deseas seguir con la vida sexual que has llevado o quieres cambiarla? ¿Quieres probar lo que no has probado? ¿Te sientes satisfecha con lo que has hecho hasta ahora? ¿Conoces tus límites? ¿Qué estás dispuesta a hacer y qué no?

Seguridad ante todo: el auge de las ITS en la edad madura

Vivir el sexo y la vida intensamente no significa vivirlos inconscientemente, sino todo lo contrario. Poner la mirada en lo que somos y lo que deseamos nos hacer vivir las experiencias sexuales con mucha más intensidad. Pero ¡ojo!, que no se nos pierda de vista la seguridad, sobre todo cuando tenemos varias parejas sexuales.

Desde Salud Pública hay una preocupación creciente por el incremento de las infecciones de transmisión sexual (ITS) entre la población mayor de 40 años. Y es que se han disparado las cifras. Sí, las ITS están aumentando de forma vertiginosa en mayores de 40 años en España, especialmente en la población masculina entre los 40 y los 44 años, y en mujeres de este mismo grupo de edad y también los grupos de 50 a 54 años y mayores de 55. Vaya, vaya. ¿Qué está pasando? Este considerable aumento se atribuye, entre otras cosas, a factores como el mayor número de parejas sexuales y la falta de concienciación sobre el uso del preservativo, sobre todo al disminuir la posibilidad de embarazo porque las mujeres entran en etapa no fértil. Ya hay estudios que hablan del divorcio como factor de riesgo pues algunas personas vuelven a tener relaciones sexuales con otras después de haber estado en una relación a largo plazo y no solo eso; empiezan a experimentar prácticas sexuales diferentes, con una mayor variabilidad de parejas, lo que aumenta las probabilidades de contagio.

En los últimos años, en concreto de 2020 a 2024, la incidencia general de las ITS ha aumentado aproximadamente un 10 %, así, en general. Pero el aumento de las cifras de contagio puede llegar hasta el 29 % para algunas infecciones, como por ejemplo la clamidia, cuyos casos se han multiplicado por cuatro en solo siete años; o la gonorrea y la sífilis, que prácticamente se han duplicado en solo dos años (entre 2021 y 2023). Mirando un poco más allá, se detectan 38 veces más diagnósticos de gonorrea ahora que hace dos décadas. Esto es tremendamente preocupante. Pero si un dato resulta escalofriante es el aumento de las ITS en las mujeres: en 7 años (entre 2012 y 2019) aumentó más de un 1000 %. ¡Guau! Esto es para frenar en seco y darle una vuelta.

¿Por qué tanto aumento de ITS? Como decía antes, el hecho de las separaciones, el ritmo vertiginoso actual de parejas sexuales y la falta de conocimientos de lo que son y de cómo se pueden prevenir, nos hace vulnerables. Muy vulnerables. Pensábamos que lo peor que nos podía pasar era el embarazo, y al alejarse esa posibilidad de nuestras mentes, los medios de prevención también se alejaron.

Y ese es el error.

Pero no es el único.

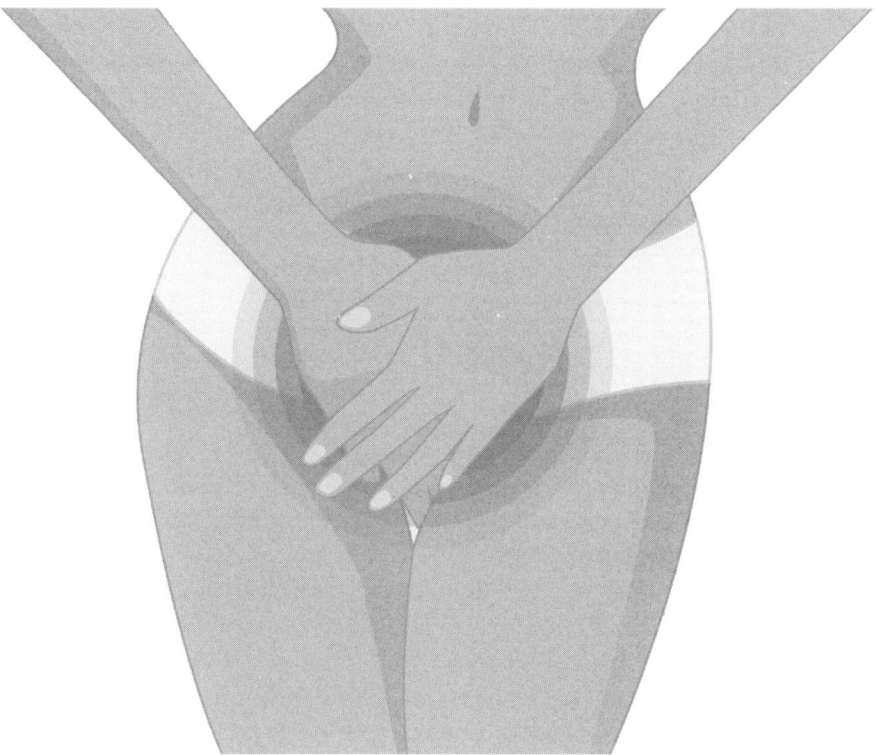

Aún sigue siendo un estigma, y esa asociación negativa genera un obstáculo para el diagnóstico precoz, ya que algunas personas evitan buscar atención sanitaria por miedo a ser juzgadas. Recordemos que las ITS se asociaban a la promiscuidad, a la prostitución y a la «mala vida». Eso pesa mucho todavía.

Por otra parte, muchas infecciones de este tipo son asintomáticas, lo que hace que muchas personas no sepan que están contagiadas y pueden trans-mitirlas sin saberlo. Otras veces, los síntomas son leves y se confunden con otros procesos infecciosos, así que no se les da mucha importancia. Y otras veces, los síntomas son desconocidos y no se identifican con ITS, por lo que tampoco se les presta atención y no se pide ayuda sanitaria.

Es imprescindible, por tanto, que tomemos consciencia de que hay que usar métodos de barrera para evitar el contagio de ITS, sobre todo cuando las parejas sexuales cambian. El preservativo externo o el interno son los medios más eficaces de protección. Úsalos y no permitas que nadie te convenza de no hacerlo con excusas variopintas como que le aprieta el condón o es que no se siente lo mismo. ¡Ya lo sabemos! Pero si ponemos en la balanza un poco de sensibilidad y un mucho de seguridad, gana la seguridad por tres cabezas y dos cuerpos por los menos.

Debes buscar ayuda profesional si:

✤ Aparecen verrugas o lesiones de cualquier tipo en la vulva.

✤ Tienes un flujo vaginal que cambia más de lo habitual, especialmente si es de color amarillo-verdoso o gris y huele mal.

✤ Tienes picor o ardor vulvar.

✤ Has tenido relaciones sexuales coitales u orales sin protección.

A menos que tengas pareja estable, exclusiva, os hayáis analizado a fondo al inicio de la relación y os tengáis plena confianza, nunca sin protección: por tu seguridad, por la suya y por la de todas las personas que puedan pasar por vuestras vidas.

Y si, por lo que sea, haces una locura y no pones medios de barrera, hazte una revisión y un análisis regularmente para asegurarte de que sigues impoluta y, si no es así, que puedas ponerle remedio lo antes posible. Una ITS puede ser algo leve y fácil de solucionar, como una clamidia, pero también puede ser una hepatitis B o una infección por VIH que, si bien ya contamos con tratamientos que hacer que la vida no peligre, son crónicas y no tienen cura aún.

El cielo es el límite

Cuando tienes más años por detrás que por delante, la vida adquiere un valor añadido: el placer no se puede desperdiciar. Debería ser así siempre, pero no es lo mismo sentirte joven e inmortal, que tomar consciencia de que los años pasan volando y de que cada momento de placer que se desperdicia es un momento perdido. Así que, si estás en los 40 o los 50, o quizá en los 60, y lees esto, grábate a fuego esta frase: el cielo es el límite. Si tienes menos años, grábatela también, porque más pronto o más tarde, salvo catástrofe, llegarás a estas edades y cuanto antes aprendamos a conocernos, antes podremos disfrutarnos más y mejor.

Esta frase significa que los límites los pones tú, y que el único que nos viene impuesto es el cielo, porque todas vamos a morir (ojalá sea lo más tarde posible). Vamos a morir todas, y espero que sea muy viejecitas, muy arrugadas y felices, y como dice la canción de Arnau Griso, «la vida debería terminar como empieza: con un orgasmo». Pero hasta que llegue ese día, toca disfrutarse y tocar el cielo con las manos cuando el placer te hace volar. Te lo mereces.

Así que hay que plantearse cuáles son tus límites: ¿qué estás dispuesta a hacer y cómo? ¿Con quién y de qué manera? Casi todas las que tenemos más de 40 hemos crecido con un discurso de fondo en el que las mujeres adquirían un papel secundario en todo, incluido en el sexo (sobre todo en el sexo). No solo estábamos relegadas a ser receptáculos del placer de otro, sino que ni siquiera conocíamos nuestro placer y no era habitual cuestionarse siquiera si queríamos eso. No había a la vista otras posibilidades de relación que no fuera una monógama, heterosexual, exclusiva por parte de las mujeres y tolerantemente no exclusiva por parte de los hombres, única y prolongada en el tiempo «hasta que la muerte nos separe» y con un fin puramente familiar de tener descendencia. Y en ese contexto de relación afectiva, el guion sexual venía marcado por el pene de un hombre, pues el objetivo único y final es que ese pene entre en la vagina, se frote y se mueva a empujones y eyacule, sin mucho más miramiento. Casi siempre, los pasos eran: beso, mano en la teta, mano en la vulva, un poco de fricción de clítoris (si hay suerte), meter el pene en la vagina, con o sin lubricación/excitación, empujar y empotrar en diferentes posiciones, eyacular. Fin. ¿Dónde quedaba el placer de las mujeres? Ni se conocía ni se le esperaba. ¿Estás dispuesta a seguir así? Yo no. ¡Cambiemos el guion!

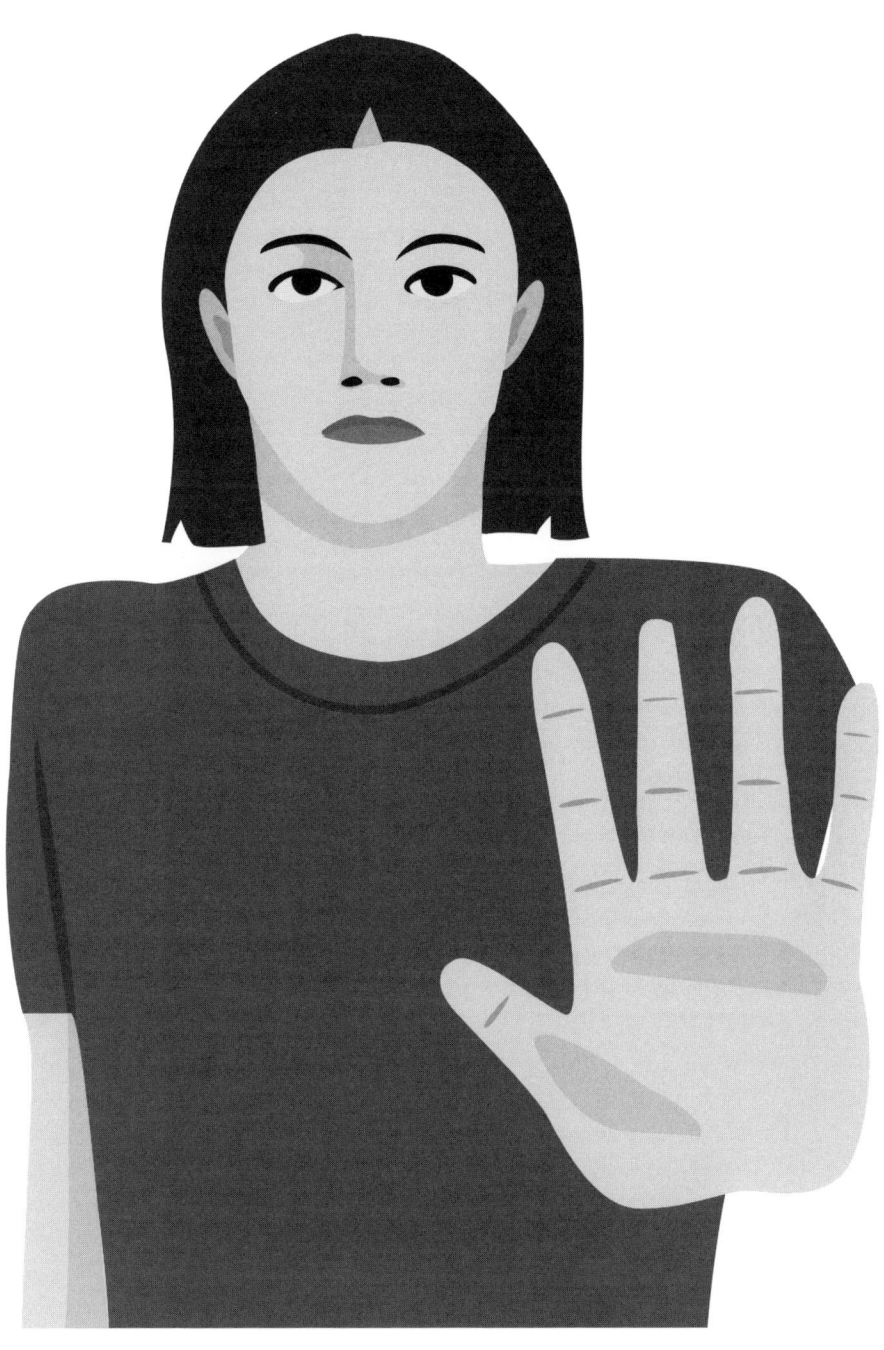

Para poder poner los límites, es necesario que te conozcas y sepas lo que te gusta y lo que no. La herramienta estrella para conocerse mejor es la masturbación. El autoconocimiento empieza por ahí: mirarse, tocarse y sentirse. Además, es muy necesario para el mantenimiento de las estructuras corporales (luego te cuento el secreto de mantener las mucosas fluidas).

Te hayas masturbado antes o no, te recomiendo que lo hagas con regularidad. Nuestro cuerpo cambia, y no todos los días respondemos igual ante el mismo estímulo. Recuerda que el contexto importa, que el estado emocional importa y que todo eso influye en el tipo de respuesta sexual y puede hasta inhibirla si no es apropiado todo lo que la rodea. Así que masturbarse con regularidad nos ayuda a reconocernos y a saber mejor cuándo y cómo estimular, y qué se siente en el cuerpo cuando dice que no, que no insistas, que hoy no es el día.

La masturbación femenina tiene muy mala prensa, porque el guion patriarcal no tiene escrito nada del deseo de las mujeres, ni de sus preferencias ni «ná de ná». Masturbarse era cosa de hombres, porque ellos se supone que tienen unas necesidades sexuales que nosotras no teníamos. Ya sabemos que eso es mentira. Pero lo hemos interiorizado tanto, que incluso sabiendo con la razón que es una mentira enorme y machista, con el cuerpo nos sigue costando ponernos a ello sin sentirnos incómodas. Todo es cuestión de entrenamiento.

Masturbarse es cosa de seres humanos. Muchos animales también lo hacen, pero vamos a centrarnos en nosotras. Masturbarse es la forma que tenemos de conocer nuestro placer, de aprender a estimularlo y de conocer sus límites. Masturbarse es la forma en la que construimos nuestro autoconcepto sexual, en la que aprendemos sobre nosotras mismas y podemos poner límites seguros tanto cuando estamos solas y queremos explorar los límites sensoriales como cuando estamos en compañía y queremos compartir el placer con otras personas de forma segura. A las mujeres se nos ha vetado eso durante mucho tiempo, y así llegábamos a compartir el cuerpo sin haber sido explorado y reconocido, sin saber qué nos gustaba y qué no, ni cómo se sentía. La primera vez duele, nos dijeron; nos lo dijeron para camuflar que el sexo no deseado no es sexo, y para justificar lo injustificable. El sexo no duele; no debe doler nunca. Jamás. Ni la primera ni la última. Nunca. El sexo duele cuando hay un problema, y cuando no es deseado (sea o no consentido). Si las mujeres compartieran el cuerpo solo cuando realmente supieran cómo son y cómo les gusta el sexo, y estuvieran en igualdad de condiciones que sus parejas, el sexo no dolería nada, sino todo lo contrario: sería puro goce. Así debe ser.

Nadie mejor que tú para explorar los límites de tu cuerpo: ¿cuánto friccionar? ¿Con qué ritmo? ¿Con qué intensidad? ¿En qué sentido y con qué tipo de movimiento? ¿Sigues estimulando después del orgasmo? ¿Cómo moverte para facilitar el placer? ¿Cómo ponerte para sentirlo de forma diferente?

Todas estas preguntas solo se pueden responder si te masturbas y pruebas. El mejor margen de seguridad eres tú. Si haces estas pruebas con otra persona no puedes concentrarte igual ni puedes cambiar las órdenes igual de rápido que si son tu mano, tu vibrador y tu cerebro los únicos componentes de la jugada.

Puedes usar solo las manos. O juguetes sexuales. O las dos cosas. Yo te recomiendo que pruebes todo, para poder ampliar el espectro de sensaciones. Por si acaso no tuvieras muy claro lo que son los juguetes y cómo usarlos, te doy aquí un resumen y hacemos un brevísimo repaso por la historia, además de explicarte cómo funcionan y qué sentido tienen a nivel corporal.

Lo primero de todo es diferenciar lo que es cada cosa: un dildo, un vibrador mecánico y un vibrador sónico.

El dildo es un objeto más o menos alargado, con forma habitualmente fálica o similar a un pene, diseñado para la penetración sexual o la estimulación corporal con el propósito de obtener placer sexual. Puede ser introducido en vagina, ano, boca o ser utilizado de forma externa, independientemente de que quien lo use sea un hombre, una mujer y de la orientación sexual que tenga cada cual. Los juguetes son para jugar, sola o en compañía.

Los primeros ejemplos de dildos conocidos datan de hace aproximadamente 30 000 años; se inventó antes el dildo que la rueda, mira tú por dónde. Eran objetos rudimentarios hechos de materiales naturales como piedra, madera o cuerno. En la antigua Grecia, los dildos (los llamaban *olisbos* por aquel entonces) estaban hechos de cuero o intestinos de animales rellenos de lana y se utilizaban tanto para la satisfacción personal de forma individual, como para complementar las relaciones sexuales cuando había más personas. El

Kama Sutra hindú también menciona dildos de diversos materiales como madera, marfil, plata u oro. Todo muy chic. En la actualidad, los dildos están hechos de materiales seguros para el cuerpo como silicona de grado médico, vidrio, acero inoxidable o TPE/TPR (elastómeros termoplásticos), que lo de la plata y el oro queda muy bonito, pero es poco práctico. La silicona es uno de los materiales que más se utilizan porque es suave al tacto, hipoalergénica y fácil de limpiar. Tienen formas abstractas, realistas o con texturas especiales.

A diferencia de los vibradores (aunque algunos dildos incorporan vibración), la funcionalidad del dildo se basa principalmente en la presión y el movimiento manual o corporal para la estimulación (se puede colocar en una estructura tipo arnés para facilitar este movimiento).

Un vibrador es un dispositivo mecánico diseñado para producir vibraciones; cuando este dispositivo tiene un objetivo sexual, se convierte en un juguete con el propósito de producir un estímulo sexual y obtener placer. Hago esta puntualización porque un vibrador también es una herramienta terapéutica para trabajar la musculatura, y los vibradores sexuales los usamos mucho en fisioterapia con el fin de hacer un tratamiento, que una cosa no quita la otra. Pero ahora vamos a hablar de los fines recreativos y más tarde hablaré de los terapéuticos. A diferencia del dildo (que se usa con movimiento manual o corporal para la estimulación por penetración o presión o frotamientos varios), el vibrador genera su propia acción mecánica mediante un motor interno. Aunque ahora tenemos dos tipos de vibradores con dos tipos de vibración, el primero en llegar al mundo fue el vibrador mecánico.

En el siglo xix, los médicos diagnosticaban a muchas mujeres con «histeria femenina», una supuesta enfermedad con síntomas como ansiedad e irritabilidad y que en realidad lo que pretendía era tener a las mujeres controladas y que ninguna se saliera de las normas sociales establecidas. El tratamiento para esta supuesta condición mental anómala consistía en dar masajes en la zona vulvar, a mano (del médico, claro) para inducir «paroxismos» (que no orgasmos, que de eso no tenían las mujeres de bien) en el mismísimo consultorio médico. Te quedas loca leyendo esto, ¿verdad? Pues aún hay más. Los pobrecitos médicos, cansados de realizar estos masajes manualmente, comenzaron a investigar y a desarrollar instrumentos mecánicos que pudieran suplir el fatigoso trabajo de frotar vulvas a todas horas para curar mujeres histéricas. El primer vibrador electromecánico fue inventado con esta idea a finales del siglo XIX y se comercializó inicialmente como un dispositivo médico para uso exclusivo en las consultas. Esta historia se ve reflejada bastante bien en una película que se llama *Hysteria*, del año 2011. Aunque esta historia no tiene un rigor científico muy contrastado, es curiosa, cuanto menos: porque ya tiene guasa que hasta un vibrador sea inventado para la comodidad de un hombre y no para el placer de una mujer. Pero, en fin, eso es otro tema.

Durante gran parte de la historia, los juguetes sexuales (los dildos) no se consideraban inmorales o tabú de la misma manera que lo serían a partir de la era victoriana. El siglo XIX nos dio un revolcón a peor y la percepción social cambió drásticamente. Sin embargo, la llegada de los vibradores, al partir teóricamente de una «prescripción médica», se convirtió en algo diferente. De hecho, a principios del siglo XX, el vibrador se volvió uno de los primeros electrodomésticos en llegar a los hogares en EE. UU., y era publicitado con fines médicos y de salud general, mucho antes de ser reconocido abiertamente como un juguete sexual. Vamos, que podías ver anuncios en las revistas femeninas de vibradores del mismo modo que una lavadora o una batidora. Ni se pensaba en usarlo con un fin lúdico-festivo. Era para la espalda, o para el dolor de cuello o lo que fuera; como actualmente siguen siendo usados en fisioterapia. Pero impensable para ponérselo en la vulva y sentir placer. Los que eran para eso, quedaron totalmente ocultos en la sociedad y pasaron a la clandestinidad hasta bien entrada la década de los 60, cuando el movimiento social de la liberación sexual los sacó de los cajones y empezaron a verse como juguetes sexuales dignos para llegar al mercado de forma masiva.

Además, la investigación sobre los materiales más adecuados para el cuerpo humano, como la silicona de grado médico, ha transformado la industria de los juguetes sexuales, ofreciendo opciones más higiénicas, duraderas, seguras y con una gran variedad de formas, colores y modalidades. Por eso, ahora tenemos también dos tipos de vibración para el estímulo sexual: los vibradores mecánicos y los de vibración sónica (el famoso succionador, que no succiona). Veamos las diferencias.

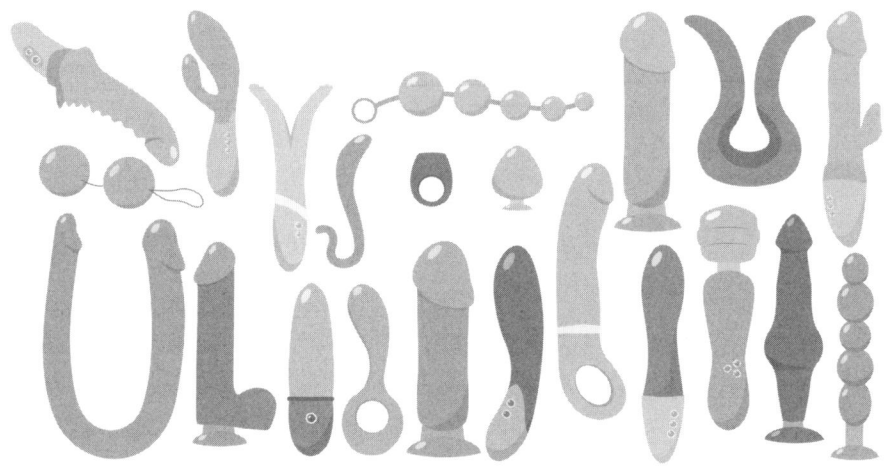

Un vibrador mecánico, el de siempre, consiste en una carcasa con un motor que lleva también un peso descentrado que gira, creando un movimiento físico y palpable. Vibra. Se ve y se toca (se siente). Se nota como un zumbido, un temblor o un golpeteo directo en la superficie de la piel. Requiere del contacto directo para poder sentirlo. La intensidad depende de la potencia del motor y los ritmos, o la frecuencia, dependen de las cualidades de cada motor y sus posibilidades.

La vibración sónica u ondas de presión es un modelo de vibrador que se basa en tecnología sónica y no en el movimiento mecánico de un motor descentrado, sino en la emisión de ondas de presión de aire o pulsos sónicos. Estas ondas se perciben sin necesidad de contacto directo (o con un contacto mínimo y suave) hacia el clítoris o la zona que queramos estimular. Se llama succionador de clítoris porque hace una ligerísima absorción, pero para nada el funcionamiento hace que el clítoris sea succionado hacia ninguna parte. La estimulación con las ondas sónicas es más profunda e interna, ya que las ondas de presión penetran y estimulan las terminaciones nerviosas por debajo de la superficie de la piel, imitando a menudo la sensación de la succión oral o toques rítmicos suaves y controlados. Muchas mujeres la describen como una sensación completamente diferente a la vibración mecánica, a menudo más intensa y placentera. Otras mujeres la describen como intolerable, porque les llega a producir dolor la intensidad del tipo de estímulo, dependiendo del modelo de vibrador y de la exposición del glande del clítoris de cada una.

¿Cuál prefieres tú? ¿Es necesario elegir? Yo recomiendo, como profesional de la salud sexual, que los pruebes todos, que compares los diferentes modelos, tipos y texturas y que tengas siempre una gran variedad de vibradores, porque a mayor variabilidad de estímulos, mayor potencia placentera. Yo recomiendo tener el cajón de los vibradores cerca de la cama, para que estén a mano. Seguro que, además, has oído eso de que usar mucho el succionador te insensibiliza y otras barbaridades así. Seguro que nunca has oído algo así de la masturbación de los hombres, por muy repetitiva y rápida que sea. A nadie le ha preocupado nunca que el pene se vuelva insensible si se masturban siempre de forma rápida y repetitiva, pero oye, sale un aparatito que nos hace tener orgasmos a la velocidad de la luz, y sin penetración de nada, y enseguida sale alguien a decir que tengamos cuidado de que, de usarlo mucho, se nos muere el clítoris. Es para sospechar un poco, ¿no? Y no, no es así. Sí que es cierto que el cerebro se aburre rápidamente si hacemos las mismas cosas, de la misma forma repetitiva y perdemos capacidad de respuesta, pero no porque se nos insensibilice el clítoris, sino porque nos aburrimos. Y eso sucede con el succionador, con el vibrador mecánico y con tu pareja. ¡Y hasta con tus manos! Se trata de variar los estímulos, de imaginar, de darle vida al cuerpo, no de repetir una y otra vez lo mismo. De ahí la importancia de la masturbación y la exploración, porque eso es lo que nos va a ir diciendo lo que nos pone, lo que no, y cómo cambia con el tiempo, que esto no es para siempre. Puedes pasar mucho tiempo usando un vibrador o moviendo las manos de una determinada forma, y un día no da resultado y hay que pasar a otras formas, otros ritmos u otras sensaciones. Un día usas solo las manos, otro solo el vibrador rosa, otro el verde, y otro quizá el negro; otro día un dildo y las manos, y otro día todo junto. Un día tienes un orgasmo largo, y otro día puede que sea cortito; y habrá días que hay múltiples orgasmos y otros en los que no aparece ninguno, pero es tremendamente agradable. Y así, día a día, experiencia a experiencia, tu cerebro se enriquece de emociones y recuerdos sensoriales para recrear una fantasía creciente. Y así, día a día, experiencia a experiencia, te vas conociendo y sabiendo lo que deseas, lo que te hace encenderte como una antorcha y lo que te hace calentarte lentamente; lo que quieres compartir y lo que no. Así conoces tus límites y los que le quieres poner a la persona o personas con las que compartir tu cuerpo. Así es como el sexo se vive desde un lugar seguro y sano.

Y ya que estamos hablando de salud y vibradores, una recomendación más para su uso: la prevención del temido síndrome genitourinario. Y esto no es para las de 50; esto va para las jovencitas, que cuanto antes empecemos, mejor.

Todas las mujeres deberían usar vibradores de forma habitual para mantener los tejidos de la vulva en condiciones óptimas. Para que haya una buena humedad a nivel vaginal, necesitamos sangre. Es la sangre la que compone el 90 % del fluido vaginal que mantiene la mucosa hidratada. La sangre necesita moverse y llegar hasta la vagina, la musculatura perineal y todo el tejido que compone las estructuras pélvicas. La sangre se mueve de dos formas básicamente: por el movimiento o la excitación. Si combinamos ambas cosas, la llegada de sangre es masiva y mucho más potente, pero también es puntual. El ejercicio físico regular será una necesidad para todo el cuerpo, incluidas la pelvis y la vulva, pero usar un vibrador mecánico, aplicado en el hueso o introduciéndolo en la vagina, activa la musculatura, produce movimiento y mucha consciencia corporal. Cuando ponemos la vibración en el hueso, la pelvis hace de caja de resonancia y transmite la vibración por todo el interior, de forma que todos los tejidos se ven zarandeados de una forma u otra y la llegada de sangre se activa. No estoy hablando de ponerse el vibrador para excitarse, sino de ponerlo por el cuerpo para sentir la vibración y activar la musculatura y la circulación de forma agradable. Podemos ir más allá y bailar al mismo tiempo; una música que te guste y pasear el vibrador por el cuerpo, incluyendo la vulva, pelvis y vagina. Y verás lo que sucede: gran cantidad de sangre y endorfinas. Es fácil, divertido y agradable. Y si después quieres rematar con un orgasmo, pues bienvenido sea. Hacer esto mantiene la mucosa vaginal elástica y más hidratada, con mayor fluido y mucho más presente en el esquema corporal. Cuanto más usemos nuestra vulva y nuestra vagina para el placer, mejor estado tienen. No solo no se gastan, es que mejoran en aspecto y función cuanto más se usen.

El secreto para mantenerse en forma, a nivel vulvovaginal, es la masturbación; no hay dosis tóxica, no tiene efectos secundarios indeseables y se suministra de forma autónoma sin la prescripción ni la aprobación de nadie más que de una misma. No tienes que justificarte, ni pedir permiso, ni cuantificar las veces que lo haces; las que te hagan falta y te apetezcan.

El placer es una fuente de salud, y en concreto, de salud pélvica y genital. Recuerda: el límite lo pones tú.

Una vez que conoces tus límites físicos, es hora de revisar los psicológicos, los de relación. Salirnos del guion establecido y cuestionarnos todo, todo y todo.

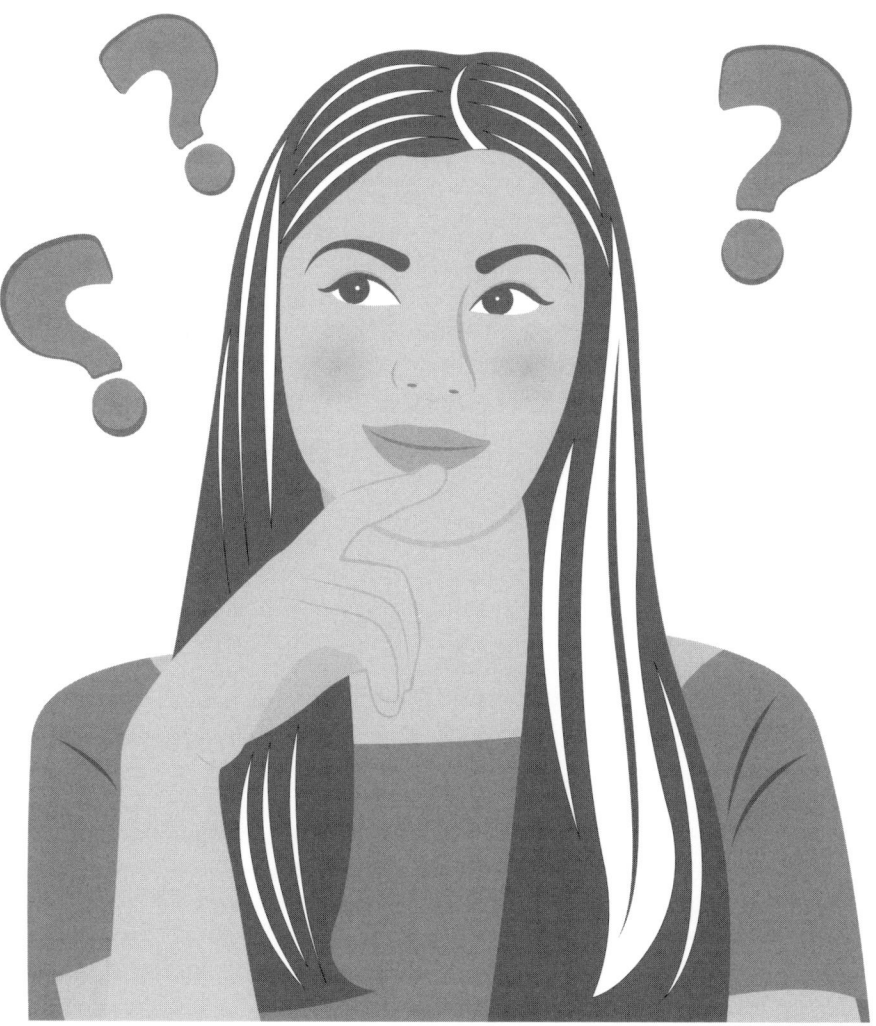

❀ Si tienes pareja:

• ¿Cómo quieres relacionarte con ella? Si es una relación afectiva y sexual exclusiva y monógama, ¿es porque has querido que sea así o porque siempre ha sido así, sin más?

• ¿Sigues con tu pareja porque quieres realmente o porque no te has planteado otra cosa nunca?

• El sexo con tu pareja actual, ¿es como deseas? ¿Te has planteado alguna vez probar cosas diferentes? ¿Te lo ha planteado tu pareja?

• ¿Habláis de sexo? De lo que os gusta, de lo que no, de lo que ha cambiado, de lo que puede cambiar…

❀ Si no tienes pareja:

• ¿Quieres tenerla? Si es que sí:

  – Relación exclusiva a nivel emocional y sexual.

  – Relación exclusiva solo a nivel emocional pero no sexual.

  – Relación abierta a nivel emocional y sexual.

  – Relación poliamorosa.

  – Convivencia o no convivencia.

• ¿Quieres tenerla? Si es que no:

  – No quieres pareja, pero sí quieres tener relaciones sexuales con otras personas sin vínculos emocionales permanentes ni compromiso.

  – No quieres pareja, pero sí quieres tener relaciones sexuales con otras personas con vinculación emocional pero cierta estabilidad en la relación.

  – No tienes ningún interés en tener sexo con otras personas; te sobras y te bastas tú sola.

– No tienes ningún interés en el sexo, ni sola ni compartido.

Todas estas situaciones son tus límites en lo relacional. Tú decides cómo, cuándo y con quién quieres relacionarte. Si es que quieres.

Y respecto a tus límites sexuales, también tendrás que cuestionarte qué quieres hacer y qué no, o qué estás dispuesta a probar y qué no. Para poder poner estos límites, que por cierto, pueden variar cada vez que quieras, a veces tendrás que investigar un poco sobre el tema para poder contar con información suficiente y poder decidir con libertad. Estos límites se ponen sobre la mesa especialmente cuando no tienes pareja estable y empiezas a conocer gente nueva. El sexo es comunicación, tengas pareja estable o sea alguien que acabas de conocer en una aplicación de citas. Y cuando las relaciones son directas, sin vínculos afectivos de larga duración y vamos a lo que vamos, preguntar qué estamos dispuestas a hacer es importante. Para mí, hay tres normas básicas en el juego sexual:

1)   Todo lo que se hace debe ser deseado y consensuado en todo momento.

2)   No se puede pedir lo que no se está dispuesto a dar.

3)   Si el juego no es placentero para todos, se acaba inmediatamente.

Cuando las personas que van a tener un encuentro sexual no se conocen, es fundamental preguntar qué le gusta hacer a cada una y qué no le gusta y, sobre todo, cuáles son las líneas rojas: sexo oral, sexo anal, BDSM, uso del preservativo, eyaculación (dónde y cómo), uso de juguetes, posiciones coitales, etc... Si se quiere practicar algo más concreto y menos habitual, es necesario aclararlo antes de empezar para estar seguras de que todo lo que hagamos en el juego sexual sea desde el conocimiento, el deseo y el consenso.

Tus límites son tuyos y de nadie más.

No son de liberales o mojigatas; ni puta ni monja.

Los límites son nuestro margen de seguridad y solo nosotras podemos moverlos o saltárnoslos.

El sexo es para disfrutar y divertirse. Si no, ¿para qué?

Por último, quiero hacer referencia a los límites que nos pone el cuerpo. Es verdad que puede llegar un momento en que la zona genital tenga problemas para ciertos tipos de prácticas, sobre todo coitales. Si hay una estenosis vaginal, un estrechamiento de la vagina porque existe un síndrome genitourinario severo y la mucosa se ha deteriorado un montón, o porque ha habido tratamientos de radiación o quimio que han hecho picadillo los tejidos y se ha generado una rigidez brutal, es muy posible que la penetración sea impensable. El problema no es que no se pueda tener una penetración vaginal; el problema es que si solo tenemos un guion sexual de mete-saca, cuando no se puede meter, ¿qué se hace? La respuesta fácil es que hay muchas otras cosas que nos proporcionan placer y la vagina no es la mejor para eso, pero la realidad es que aún hoy día muchas mujeres tienen pocos recursos sexuales, apenas se conocen y su práctica sexual es fundamentalmente coital, por lo que se ven frustradas y abocadas al abandono sexual si no conciben otra forma de obtener el placer. Muchas veces, a esto se suma el problema de pareja, cuando la hay, que se genera si no hay una buena comunicación y un entendimiento de la situación; no es que no quiera ser penetrada, es que la penetración genera dolor y con dolor el sexo no debe darse. Tristemente, es muy frecuente que la pareja no comprenda que no es cuestión de querer o no querer, sino de que es imposible. Y más tristemente aún, es muy frecuente que la vida sexual de estas mujeres se vea reducida al aguantar o la nada, porque no tienen conocimiento de otras posibilidades.

Para empezar, todo esto tiene tratamiento. La fisioterapia de suelo pélvico puede ayudar a mejorar la elasticidad y a reducir el dolor. Existen herramientas terapéuticas como la radiofrecuencia, el láser, las ondas de choque, la biofotomodulación, los campos electromagnéticos y terapias de otros tipos que pueden mejorar mucho la calidad del colágeno y facilitar el movimiento y disminuir el dolor. Si el problema fuera de otro tipo, como una vestibulodinia o un liquen, también hay tratamientos para eso y nunca se debe normalizar el dolor sexual.

No tienes que renunciar al sexo, si no quieres. Lo que sí hay que renunciar, a veces, es a ciertas prácticas y probablemente habrá que replantearse muchas cosas tanto a nivel individual como de pareja.

En otras ocasiones, es la pareja (hombre) la que no puede ofrecer la penetración por un problema de disfunción eréctil, que puede ser por la edad, por enfermedades como la hipertensión o por el estrés. En este caso, los recursos para el placer son igualmente variados, incluso diría que más. Mi amiga Rut y yo decimos que vamos a hacer un club de fans de la disfunción eréctil, porque nos hemos encontrado con hombres jóvenes con esta situación que han sabido manejar muy bien sus recursos del placer y, sobre todo, se han salido del guion del mete-saca, con lo que han ampliado muchísimo sus habilidades y destrezas sin el objetivo de empotrar, sino de divertirse; y eso cambia el juego muchísimo. El problema no es la erección, sino el pensar que es lo único que importa y que la penetración resulta la base del placer. Es un gran y penoso error. Por cierto, también hay fisioterapeutas de suelo pélvico masculinos que pueden echar un cable con estas cosas, dependiendo de la causa de la disfunción.

Mujeres, madres y el sexo

He dudado mucho en poner este capítulo, pero al final creo que es pertinente y necesario.

La maternidad, sea por presencia o por ausencia, queramos o no, nos marca mucho la vida a las mujeres. Por un lado, porque la maternidad nos ha sido impuesta siempre como una orden ineludible y muchas mujeres han sido o son madres sin ni siquiera desearlo; y por otro lado, porque la maternidad es algo biológicamente exclusivo de las mujeres y cuando somos madres, esto nos atraviesa el cuerpo y la mente, dejando siempre consecuencias. Pero además de todo esto, actualmente se da una situación que hasta hace poco era excepcional: la coincidencia en el tiempo de la maternidad y la crianza inicial (de criaturas muy pequeñas) con el climaterio. Amamantamiento y perimenopausia simultáneamente en el tiempo, unas situaciones neurohormonales que teóricamente no deberían superponerse.

En la década de los 40 a los 50, en la actualidad, vamos a encontrarnos a mujeres que:

a. Son madres (primer o segundo embarazo) de criaturas muy pequeñas y están amamantando o no, pero en los primeros años de crianza.

b. Son madres de criaturas ya adolescentes o en infancia mayor.

c. No son madres y desean serlo. Están con tratamientos hormonales o de otro tipo para conseguir un embarazo.

d. No son madres y desean serlo, pero no están en ningún tipo de tratamiento y han aceptado su no maternidad.

e. No son madres ni desean serlo.

Está claro que las circunstancias de cada mujer van a condicionar su vida sexual y que la maternidad es un factor muy condicionante de esta. Partiendo de la base de que la reproducción forma parte de la sexualidad (y no al revés, como siempre nos lo han vendido), lo que ocurre en el cuerpo y el cerebro de una mujer con el embarazo, el parto y la crianza va a ser determinante de la continuidad de la vida sexual a partir de este hecho tan importante y trascendente, biológica y neurohormonalmente hablando.

Cuando empecé a plantear este libro, una de las primeras cosas que hice fue una encuesta en redes sociales sobre el impacto que la maternidad y la menopausia tenía sobre la vida sexual, o más bien, lo que las mujeres me contaban al respecto cuando preguntaba si la vida sexual cambiaba. Lancé un pequeño cuestionario en mi cuenta de Instagram para que rellenaran un formulario online. Me respondieron 568 mujeres y me contaron muchas cosas. Es curiosa la necesidad que tenemos de contarnos estas cosas y los pocos espacios seguros de que disponemos para ello.

Ante la pregunta de si percibía que la experiencia sexual cambiaba con el tiempo, un aplastante 95 % respondió que sí. Es como que todo el mundo tiene muy claro que esto del sexo no puede mantenerse igual a lo largo de la vida, pero al mismo tiempo, mucha gente sigue haciendo lo mismo toda la vida esperando tener los mismos resultados. Difícil…

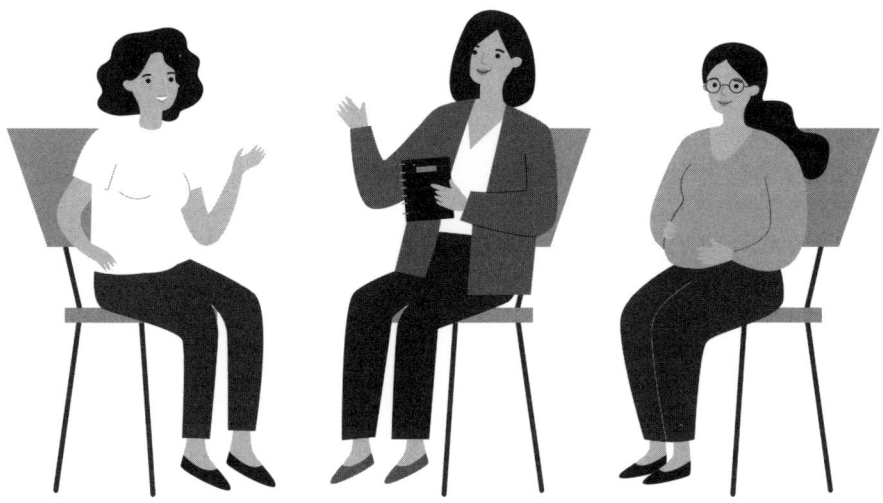

Cuando preguntaba a las que habían sido madres si creían que su vida sexual había cambiado especialmente por ese motivo, un 47 % dijo que sí, un 42 % que no y un sorprendente 9 % no sabría decirlo. Al final del cuestionario dejaba un espacio abierto para contar los cambios que habían percibido y obtuve respuestas como estas:

🌸 *Desde que tuve hijos, no tengo apenas ganas. Creo que también es porque estoy más agotada y mi pareja no colabora lo que debería.*

🌸 *Mi deseo sexual ha disminuido no sé si tanto por la edad como por las circunstancias y el estilo de vida, sigo en un momento demandante de crianza con poco tiempo para mí misma, la intimidad y mi relación de pareja. Mi experiencia sexual siento que es más satisfactoria, es menor en frecuencia, pero de mayor calidad, con más dedicación, mis experiencias sexuales son más maduras, en sintonía con lo que quiero. No sabría decir desde cuándo se han ido dando estos cambios, pero me atrevo a decir que de forma paulatina desde hace 10 años aproximadamente.*

🌸 *He notado cambios desde que he sido madre hace 4 años. Nunca había hecho sexo anal y ahora es con el que más placer tengo, ya que las cosas por vía vaginal han cambiado. No siento el mismo placer, no llego al orgasmo, aunque estimule el clítoris, a veces tengo molestias, etc. En cambio, por vía anal siento mucho más placer, eso sí, me estimulo a la vez de la penetración con un vibrador clitoriano y siempre tengo orgasmos con squirts, cuando antes jamás. Tengo una facilidad enorme para llegar al orgasmo conmigo misma, pero me cuesta mucho más cuando estoy acompañada. Tengo menos deseo sexual y muchísima menos excitación, cuando yo era todo lo contrario. ¡Me llegan hasta a molestar las escenas de sexo o de caricias que salen por la TV en series o películas! Quiero pensar que es una etapa y pasará, pero ya llevo 4 años así...*

🌸 *Desde que soy madre la penetración es más placentera (32 años). Antes me molestaba bastante, sobre todo con determinadas posturas. Después de mi segundo parto (37 años) me cuesta más llegar al orgasmo, siendo algunas posturas más propicias para ello. Pero estoy más disfrutona. Me apetece «jugar» conmigo y con mi pareja, probar cosas diferentes. La edad me ha dado la experiencia de vida para conocerme, eliminar tabúes y vivir más libremente mi sexualidad, es una oportunidad para disfrutarla.*

🌸 *Mi bebé tiene menos de 6 meses, me siento agotada física y mentalmente, además de tener una episiotomía que duele a veces pese al tratamiento con fisioterapia de suelo pélvico. Priorizo dormir al sexo, no tengo ganas, y cuando hay ganas hay que tener cuidado por los dolores, sequedad...*

❋ *Tras los embarazados y los partos mi deseo sexual disminuyó, al cabo del tiempo volvió a la normalidad. Tras mi divorcio mi deseo sexual aumentó, ya que los últimos años me sentía tan desconectada de mi pareja emocionalmente que tampoco me sentía cerca para el sexo. Ahora que no tengo pareja y estoy en perimenopausia, sigo teniendo deseo, y orgasmos geniales, pero de manera más puntual; lo achaco a no tener pareja estable.*

Y es que la crianza en dura, y la exigencia de la atención a las criaturas tan severa, que no es que el deseo desaparezca, es que la supervivencia prima. Eso, por un lado. Por otro, las circunstancias de pareja y sociales, que exigen a las mujeres que sigan un ritmo de vida imposible de llevar cuando eres una mujer recién parida o en los primeros años de crianza. Se nos pide que pongamos el deseo por delante, cuando no podemos ni dormir, y que cuidemos de la pareja, como si la pareja no fuera un adulto funcional o sus necesidades sexuales fueran más importantes que nuestro descanso o nuestro deseo. Y todo esto, encima, con un contexto hormonal medio loco que está produciendo leche y gastando energéticamente lo más grande para poder criar cuando lo previsto para estas edades era empezar a cambiar los ritmos y las fluctuaciones de hormonas encaminando el cuerpo a las adaptaciones del climaterio. Podemos encontrar a estas mujeres sumidas a veces en un caos hormonal que las deja agotadas. ¡Y con la exigencia de tener un deseo alto y unos coitos estupendos, como manda el patriarcado! Imposible, innecesario y para nada beneficioso.

La maternidad cambia el ritmo sexual, las prácticas y las necesidades. Es importantísimo reconocerse en el nuevo cuerpo, y también ser consciente de que muy probablemente te apetezca mucho más un abrazo que un empotramiento, y eso también es sexo. Permitirnos sentir de forma diferente, desear otras cosas y no tener la obligación ni la exigencia de poner el cuerpo a disposición de nadie si no estamos listas, es lo prioritario ahora mismo. Este tema es muy amplio y aquí me quedo muy muy corta. Es que da para otro libro. Afortunadamente, la maravillosa Sonia Encinas ya lo ha escrito y te lo recomiendo encarecidamente. Tienes la referencia al final de este libro.

Algunas mujeres-madres pasan directamente de la amenorrea (no sangrado menstrual) de lactancia a la amenorrea por la menopausia sin darse apenas cuenta. Pero el cuerpo sí lo nota y, por ejemplo, las mucosas sufren mucho más y tienen más dificultades con la lubricación o la llegada de sangre. Si no les prestamos una especial atención, estas mujeres pueden tener una atrofia severa que les dificulte muchísimo el sexo, así que será importante prevenir y dar mucha vibración y masajes con buena hidratación para evitarlo en la medida de lo posible.

La maternidad impacta en la vida sexual, por supuesto. Hasta cuando está en ausencia. Desear ser madre y no poder serlo es una vivencia sexual también delirante. El sexo pierde muchas veces el objetivo, que es el placer, para convertirse en un medio con el conseguir el fin: la maternidad. Coitos programados, análisis de fertilidad constantes para saber si estás ovulando o no, y los tratamientos hormonales son un cóctel molotov que dinamita el deseo. Se pierde la espontaneidad, y eso arrastra muchas cosas. Pero si además tienes más de 40 años, y te estás hormonando para ser madre, el impacto sobre tu sistema hormonal puede ser brutal ya que pueden coincidir en el tiempo tus fluctuaciones hormonales perimenopáusicas y las bombas hormonales de los tratamientos de fertilidad. Y solo hablo de lo físico, sin entrar en todo el maremágnum emocional que supone todo este proceso. Demasiado…

Siguiendo con la encuesta, pregunté si habían notado cambios en el deseo con la edad, y las respuestas fueron muy interesantes. Los números fueron:

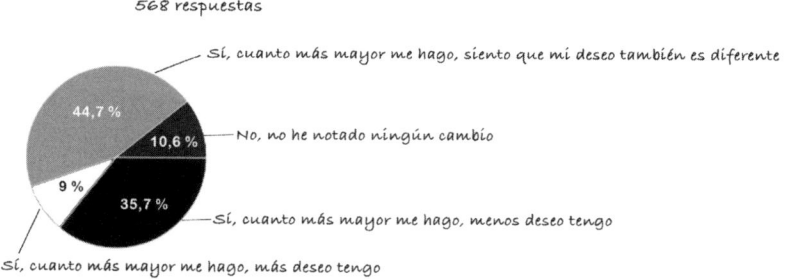

¿Has notado un cambio en tu deseo con la edad?
568 respuestas

Sí, cuanto más mayor me hago, siento que mi deseo también es diferente

No, no he notado ningún cambio

Sí, cuanto más mayor me hago, menos deseo tengo

Sí, cuanto más mayor me hago, más deseo tengo

Pero lo más interesante fue, como siempre, los testimonios. Me contaron cosas como estas:

✤ *Con la edad, la experiencia y sobre todo al conocer más mi cuerpo y sobre todo mi mente, al tener menos tabúes, me dejo llevar más. Pero sobre todo porque sé lo que quiero y con qué tipo de persona y el tipo de relación y confianza que tengo con ella. Aunque me cuesta mucho llegar al orgasmo disfruto el proceso más. Y al estar más relajada, el placer no se centra en el fin del orgasmo en sí. Puede ser una experiencia más satisfactoria si te expresas, hay unas puestas en común. La complicidad y la comunicación son lo más importante para mí, lo que me hace poder ser yo plenamente y disfrutar esa experiencia de una manera integral, adquiriendo una fusión mental y energética, no exclusivamente corporal, la relación sexual completa para mí es eso.*

✤ *Desde que mi relación de pareja empezó a deteriorarse y cada vez tenía que tirar más de ella, creo que fue cuando el deseo se fue apagando. Ahora lo que siento es que el hilo que me conecta al placer es muy fino. Hay una sombra de placer, y está lejos. Me cuesta la conexión con el cuerpo. La trabajo, he llegado a tener avances, pero paso mucho tiempo disociada de mi cuerpo y, por supuesto, de mi placer. Tengo 45 años y puede ser que los últimos cuatro hayan sido los de desconexión corporal y deseo ausente. Aunque he tenido problemas con el sueño y cambios de humor, no sé si están relacionados con la perimenopausia u otra cosa.*

✤ *Mi deseo sexual ha ido aumentando con la edad, de hecho desde que mis hijos estudian fuera hay muchas más oportunidades, espontaneidad y me siento mucho más libre en mi sexualidad. Disfruto tanto conmigo misma como con mi pareja.*

✤ *Los orgasmos son más intensos, pero es debido al mayor conocimiento que tengo sobre mi cuerpo.*

✤ *Por la sequedad vaginal siento dolor y eso me frena.*

✤ *El pico de deseo experimentado durante la adolescencia ha ido decreciendo con la edad. La satisfacción sexual gracias a la regularidad por tener una pareja estable también lo reguló a la baja, así como el estrés laboral y los anticonceptivos orales. Eliminarlos gracias a la vasectomía de mi pareja supuso la recuperación de buena parte del deseo, junto con la lectura de literatura erótica y la aplicación de técnicas de atención plena al acto sexual. Esto último no tuvo efecto en el deseo en sí, sino en el placer y la satisfacción mutua, pero indirectamente ha sido determinante.*

✤ *La confianza en mí misma, el reconocer que merezco ese placer y dejarme llevar. Muchos cambios en mi vida han producido mucha mejora en el placer...*

✤ *Los cambios radicales que he vivido en mi experiencia sexual vinieron con un cambio de pareja a los 32 (ya habiendo sido madre). De no sentir nada de deseo y pensar que tenía un problema, pasé a buscar y desear el sexo con mucha frecuencia. Incluso a tener que masturbarme en cualquier sitio si pensaba en él. Después al volver a ser madre el deseo y la frecuencia bajaron. Y ahora con la menopausia siguen bajos. Pero la experiencia cuando sucede es igual de buena.*

✤ *No tengo necesidad de sexo como antes, aunque cuando me pongo la respuesta es satisfactoria. La masturbación, a día de hoy, es un ejercicio que practico con gusto.*

✤ *Cambios por la maternidad y cambios por la edad, algunos para bien, me doy más permiso sin juicio pero hay más cansancio y otros factores que influyen en mi respuesta sexual (deseo, búsqueda de espacio para el autoplacer, etc.). Siento también que la sexualidad como se ha mostrado en relación de pareja es una estafa y me encanta escuchar otras formas de conectar con en placer más naturales y reales, no tan de «película» (no porno, ni de Hollywood). Gracias por la indagación.*

✤ *Con la edad necesito más previos, me cuesta más llegar al orgasmo, pero cuando llego dura mucho más tiempo y es mucho más satisfac-*

torio. De los 40 en adelante noté cambios, y en cuanto al deseo va por épocas, hay épocas de mucho deseo en los días del ciclo donde ovulo en que puedo masturbarme hasta 3 o 4 veces al día si no tengo relaciones y otras en donde pasan semanas y nada. Mi edad actual es 52 y este mes es el primero que parece que no voy a tener la regla.

❧ *A lo largo de la vida, más conexión con el cuerpo. Especialmente a partir de los 30, y luego con la maternidad, el placer ha ido cambiando y aumentando, pese a que también llegó la sequedad vaginal en los últimos años (y cambios de humor peores que en la adolescencia, pero menos frecuentes, de momento). El deseo tiene menos urgencia, es decir, disfruto más de tener deseo, de «no resolver» la tensión al momento, incluso nunca. Lo que antes podía ser frustración por no resolver, ahora es deseo y punto. El parto recolocó «un par de cables sueltos» en cuanto al orgasmo. Que ya antes tenía cables conectados, pero después más, o más rápidos, o más intensos... según.*

❧ *La madurez, cognitiva, te evita acercarte a relaciones mierder que dañan el cuerpo y la sexualidad silenciosamente, y eso también ayuda a que cuando hay juego sexual, no haya estropicios que interfieran en él.*

La voz de las mujeres es lo que necesitamos oír. Escucharnos y entendernos. Y hablar de sexo. Porque si hablamos entre nosotras nos damos cuenta de cuánta tontería nos metieron entre las cejas y de que el placer es importante en nuestras vidas, seamos madres o no, con más años o con menos, con menopausia o sin ella.

El sexo, el placer, nuestra vida sexual se condicionan por el tiempo y la vida en sí, pero no se nos acaban ni van unidos al sangrado menstrual.

Conocernos ayuda a entendernos y a no exigirnos ritmos o prácticas que no nos aportan nada, y mucho menos aquellas que directamente nos provocan dolor o malestar.

Nos ayuda a decir basta.

Cuando
el sexo duele

Este es el temazo: el dolor. El dolor de las mujeres se ha normalizado tanto, que ya ni lo vemos. Pero el dolor en el sexo es mucho más que normalización: está incrustado en nuestro cerebro que el sexo en las mujeres puede doler y es normal. Repetiré hasta la saciedad que el dolor en el sexo no es normal, ni forma parte del proceso, a menos que sea intencional y como parte de un juego en el que libremente cada persona decide meterse. Pero fuera de ese contexto, el dolor genital, antes, durante o después de un encuentro sexual, no es normal y hay que ponerle remedio, si es posible.

No podemos obviar que hay circunstancias relacionadas con la edad y la salud que pueden condicionar severamente la respuesta de la zona genital ante la estimulación sexual, y aunque a veces los conceptos son muy confusos y se mezclan unas cosas con otras, voy a intentar resumir y concretar para ponerlo un poco más fácil.

Empecemos por definiciones, que parece lo más lógico, porque vamos a utilizar palabras que describen circunstancias y otras que nombran enfermedades, y es importante aclararnos con estas cosas. Seguro que has oído hablar de vaginismo o dispareunia alguna vez. Aunque ambos términos se refieren a dolor relacionado con la actividad sexual, concretamente con el coito, el vaginismo y la dispareunia son condiciones distintas, aunque a menudo puedan estar relacionadas o incluso ser lo mismo en distinto grado.

En un amplio sentido, podemos decir que el vaginismo es una contracción muscular o un «espasmo involuntario» de los músculos del suelo pélvico, que están en el interior de la pelvis y que rodean la vagina, cerrándola a cal y canto. Aunque no estoy muy de acuerdo con eso del «espasmo muscular», es como lo puedes leer en la mayoría de los sitios donde busques la palabra vaginismo. Más que un espasmo, es una respuesta muscular intensa y desmedida que cierra los esfínteres (incluida la vagina) ante un intento de penetración, como chocar contra un muro. Es una reacción defensiva, al fin y al cabo. Generalmente es muy difícil o imposible introducir cualquier cosa en esa vagina, no solo un pene o un dildo durante el sexo, sino también intentar insertar un tampón, una copa vaginal o una sonda ecográfica o un espéculo durante un examen ginecológico. Vamos, que no entra ni un pelo de gamba por esa vulva. Esto puede ocurrir desde siempre (es terrorífico las historias de dolor y tortura que han vivido muchas mujeres con el sexo por tener un problema así y no saber solucionarlo) o a partir de un hecho concreto, como puede ser una experiencia muy mala a nivel sexual o sanitario, un abuso o una agresión sexual en la infancia o en la vida adulta, o puede incluso ser una respuesta al estrés. El caso es que, desde antes o desde después, por motivos evidentes o no, el vaginismo puede aparecer y rompernos la vida sexual si no entendemos lo que pasa y no le ponemos remedio.

La dispareunia es el término médico general que se utiliza para describir el dolor genital persistente o recurrente que ocurre justo antes, durante o después de las relaciones sexuales coitales. Aunque es un término que define un síntoma (el dolor), ya es una entidad médica en sí misma y puede manifestarse como ardor, pinchazos, dolor punzante o un dolor profundo en la pelvis que ocurre siempre alrededor del encuentro sexual, y en especial por la penetración vaginal; de hecho, la penetración suele ser posible, con mayor o menor dificultad, pero se experimenta con dolor y se pierde totalmente la sensación de placer en ella.

	VAGINISMO	**DISPAREUNIA**
REACCIÓN FÍSICA	Contracción muscular severa y mantenida del suelo pélvico con imposibilidad para la relajación.	Dolor ardiente o punzante que se puede localizar en la zona superficial de la vulva o en la profundidad de la vagina y la pelvis.
PENETRACIÓN VAGINAL	Extremadamente dificultosa y dolorosa. Imposibilidad en muchos casos.	Posible pero desagradable o dolorosa.
ESFERAS QUE AFECTA	Sexual, higiene (imposibilidad de usar tampones o copa menstrual), sanitaria (dificultad o imposibilidad de realizar exploraciones ginecológicas).	Sexual.

Sin embargo, cuando nos referimos a estos términos en contexto de la sexología nos encontramos que, en el DSM-5 (Manual Diagnóstico y Estadístico de los Trastornos Mentales, 5.ª edición), el vaginismo y la dispareunia ya no se diagnostican como trastornos del dolor por separado, sino que ambos han sido fusionados en una única categoría clínica denominada **trastorno**

de dolor genitopélvico/penetración (código 302.76 [F52.6]). Y es que no es lo mismo hablar de diagnósticos clínicos que de circunstancias de la vida de las mujeres y por eso no quiero que haya confusiones, porque no cumplir con los criterios médicos establecidos en esa clasificación de las disfunciones sexuales (que analizar el DSM-5 ya da para un libro aparte) no significa que tu dolor no sea real y que tus sensaciones sean porque estás loca. De todas maneras, no estamos aquí para hacer diagnósticos, sino para comprender cómo va esto del dolor y en qué circunstancias puede aparecer y cómo podemos solucionarlo, si es que se puede, o tenemos que ver un plan B.

Si aparecieras por la puerta de mi consulta y me dijeras que tienes dolor cuando tienes relaciones sexuales, empezaría a preguntarte un montón de cosas, para saber cómo, cuánto y dónde te duele, y así poder orientarme en las posibles causas y las posibles soluciones.

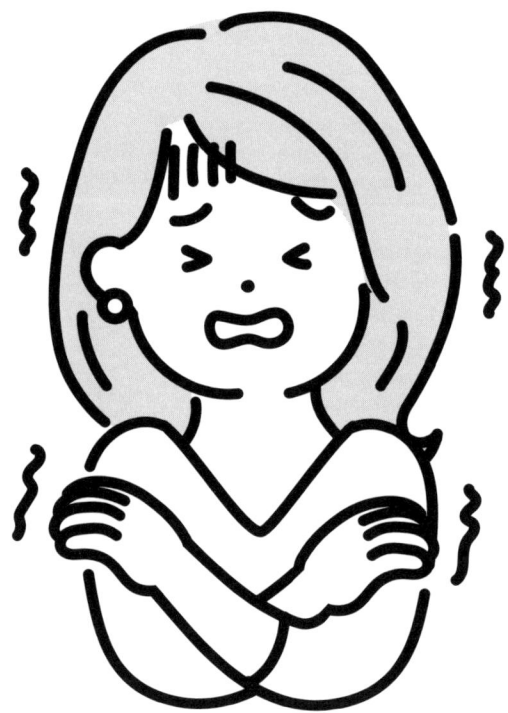

La primera pregunta que haría es ¿desde cuándo te duele? Es importante situar bien el inicio del dolor, no solo por ver si hay asociado un hecho concreto que pueda influir, sino también por identificar respuestas aprendidas o condicionadas precisamente por el dolor inicial. Hay mujeres que siempre han tenido dolor, pero ha sido «tolerable» hasta ahora o ha empeorado con el tiempo o a partir de un momento determinado, como un parto, una agresión sexual o la menopausia. Y hay otras mujeres que nunca han tenido dolor hasta que ha sucedido tal o cual cosa, y no es lo mismo una que otra. Una mujer que siempre ha tenido dolor lleva muchos años intentando evitarlo y, seguramente, su cerebro ha aprendido que el dolor está ahí y reacciona mucho antes de que el estímulo doloroso aparezca, entrando en un circuito de evitación y anticipación del dolor muy complicado a veces de modificar. Pero se puede. Una mujer que no ha tenido dolor en el sexo, sino todo lo contrario, ha sentido mucho placer, identifica muy bien el momento a partir del cual empezó el dolor, y podemos asociarlo más rápidamente a una causa concreta. Quiero aclarar, en este punto, que el dolor puede ser el resultado de múltiples causas, y no solo de una, aunque una de ellas sea claramente identificable y palpable, como puede ser una cicatriz después de una cirugía. Esto siempre facilita las cosas, porque podemos tratar la cicatriz y siempre habrá mejora, pero el tratamiento no puede quedarse en eso nada más, porque el dolor en el sexo, aun siendo temporal, tiene consecuencias devastadoras a nivel sexual y emocional, y casi siempre habrá que hacer una readaptación funcional y sexual para poder disfrutar del sexo sin miedo. Y sin dolor, por supuesto.

Cuando el dolor está relacionado con una causa física identificable, suele tener unas características; el dolor suele ser fácilmente señalado a punta de dedo, localizado en una zona concreta y en un momento concreto del encuentro sexual o con una práctica concreta. Por ejemplo, una cicatriz de una episiotomía, que se sitúa en la entrada de la vagina y tira hacia la derecha habitualmente, puede producir un dolor local por el estiramiento de la cicatriz, que no está lo suficientemente elástica, de tipo ardor o punzante, en la entrada de la vagina, cuando se intenta la penetración. Las mujeres suelen describirlo como una cuchilla en la entrada de su vagina o una tirantez insoportable, como si la entrada fuera muy estrecha y no pudiera ceder. La mayoría aguantan y esperan a que se les pase, forzando la penetración. «Después se me pasa», me cuentan muchas veces. Y es verdad que a veces se pasa, pero otras muchas veces no. Y entonces, en el siguiente encuentro sexual ya va anticipando el dolor, activando y poniendo en tensión la musculatura perineal, que cada vez reacciona más y más pronto. Por esto es importante parar en el momento que aparece un dolor, y ponerle solución lo antes posible, mucho antes de que nuestro cerebro, en su afán de protegernos, que lo hace maravillosamente, entre en el bucle. La vulva y la zona genital son altamente sensibles, para bien y para mal. Y hay que protegerlas.

Una vez que sabemos desde cuándo hay dolor, para diferenciar si el problema es primario (siempre estuvo ahí) o secundario (apareció después de algo concreto), vamos a ponerlo en el mapa genital: ¿duele por fuera o por dentro? ¿En la superficie o en la profundidad? ¿Puedo localizarlo exactamente con el dedo y decir el lugar exacto del dolor o es difuso y puedo señalar una zona, pero no un punto concreto? Esto nos da pistas sobre el posible origen del problema: si hay una lesión del tejido, bien sea piel, tejido conectivo o

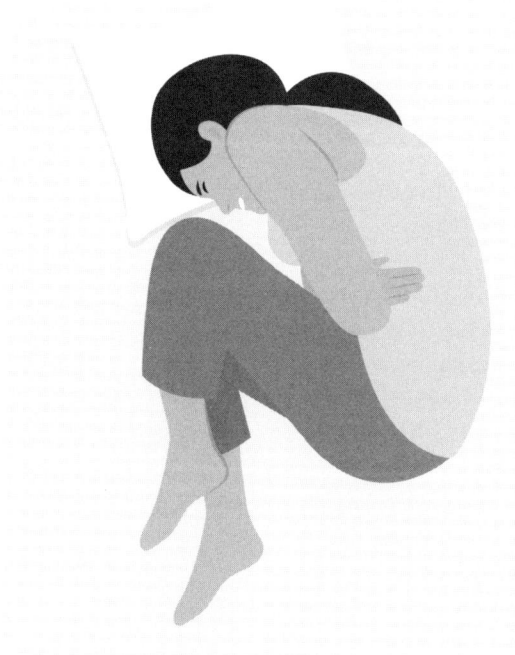

muscular, o de algún órgano. El dolor visceral (el de órganos o musculatura profunda) suele sentir como algo difuso, sordo, sin poder localizarlo muy bien; lo describen como algo interno, en el fondo y que se esparce por el interior de la pelvis. El dolor somático (el de una cicatriz o una contracción espasmódica de musculatura más superficial) se cuenta como localizado, agudo, más punzante o ardiente y en una zona concreta, que no se va más allá. Ni uno ni otro deberían aparecer en un encuentro sexual, porque si lo hay, es que hay un problema que solucionar. Ni mucho, ni poco, ni nada; si el dolor entra en la ecuación del juego sexual y no hay placer, automáticamente el sexo pierde sentido y hay que parar. Cuando vemos en la evidencia que las tasas de dispareunia en mujeres mayores de 40 años van disparándose, me da un vuelco el corazón. Porque todo se achaca a la menopausia y a los cambios hormonales, pero la pregunta es ¿por qué hay tantas mujeres con dolor en el sexo cuando debería pararse el sexo en el momento en que aparece el dolor? En general, se estima que entre el 15 % y el 45 % de las mujeres mayores de 40 años experimentan dolor durante las relaciones sexuales. ¡Casi la mitad! Los estudios más recientes indican un repunte del dolor sexual significativo en el grupo de mujeres entre 55 y 64 años, donde la prevalencia de dolor persistente alcanza sus niveles más altos supuestamente debido a la consolidación de la postmenopausia. Y yo me pregunto, si todas las mujeres llegan a la menopausia, pero no todas van a tener un síndrome genitourinario, ¿cómo es posible que tantísimas mujeres tengan dolor? Porque lo que no puedo entender es que a nadie le estalle la cabeza y se pregunte por qué nos duele el sexo a las mujeres y cómo prevenirlo y/o solucionarlo. ¿Podríamos entender que a más de la mitad de los hombres de más de 50 años les doliera el pene cuando quisieran tener sexo y que se diera por normal? ¿A que es impensable que si los hombres tuvieran dolor en una cantidad tan grande alguien ya habría puesto el grito en el cielo? Porque un hombre con dolor genital, que los hay, tiene claro que hay un problema que solucionar. No lo normaliza. Pues nosotras, a pesar de la alta prevalencia, menos del 25 % de las mujeres afectadas busca ayuda profesional para tratar este síntoma.

Y, lo que es peor: el silencio clínico. Solo un 36 % de los profesionales de la salud inician proactivamente una conversación sobre el dolor sexual durante las revisiones de rutina en mujeres. Tenemos que empezar a hablar de todo esto en todas partes, porque no, no es normal y no, no hay que aguantarse.

El dolor es el factor más determinante para el cese de la actividad sexual en mujeres de más de 40 años.

Lo que sí es verdad, y no podemos obviar, es que hay situaciones en las que las circunstancias mandan. Cuando una mujer tiene un buen conocimiento de su cuerpo y de los cambios que se van a ir produciendo con los años, tal y como hemos visto en los capítulos anteriores, la prevención de ciertas patologías puede ayudar mucho, y es posible evitar el dolor o algunas complicaciones. Pero también es una realidad que, por muchos cuidados que tengamos, hay veces que aparece un síndrome genitourinario severo que impide totalmente la penetración, o la vulva y la vagina quedan destrozadas por un tratamiento para el cáncer o cosas por el estilo, y necesitamos una ayuda importante para poder disfrutar del sexo, que no consiste en usar lubricante y ya está. Lo primero es entender la enfermedad que causa el problema y poder aplicar posibles tratamientos.

1. Si el problema de salud es un **síndrome genitourinario**, con una atrofia vaginal severa, sequedad importante por falta de sangre y estrógenos, el revestimiento vaginal se vuelve más delgado, más frágil y mucho menos elástico, lo que facilita irritaciones y microrroturas durante la fricción y la penetración. Además, los cambios en el pH y la falta de humedad aumentan la vulnerabilidad a infecciones vaginales y urinarias recurrentes, porque la microbiota se trastorna también. Es una pesadilla que se repite en cada episodio sexual. Es perfectamente entendible que muchas mujeres no quieran saber nada del sexo en estas condiciones, porque eso no es sexo; es una tortura. Pero esto se trata, y aunque el uso de estrógenos locales, la fisioterapia de suelo pélvico y la aplicación de energía como la radiofrecuencia o el láser puedan mejorar mucho, e incluso a veces eliminar totalmente el disconfort sexual y el dolor, no es menos cierto que en muchas ocasiones la estenosis vaginal puede llegar a ser tan severa que es imposible recuperar la penetración vaginal sin dolor. En esos casos, la educación sexual será lo principal, porque tristemente, el problema no es practicar sexo sino practicar un coito, y cuando nuestro guion sexual se limita a un coito y este es imposible, se acaba todo. Y no es así. Aceptar y digerir que quizá esa práctica ya no pueda usarse y optar por otras prácticas que no produzcan dolor, es el trabajo que hay que hacer. Muchas mujeres afectadas por SGU (o liquen o un cáncer o lo que sea que les impida poder tener prácticas penetrativas)

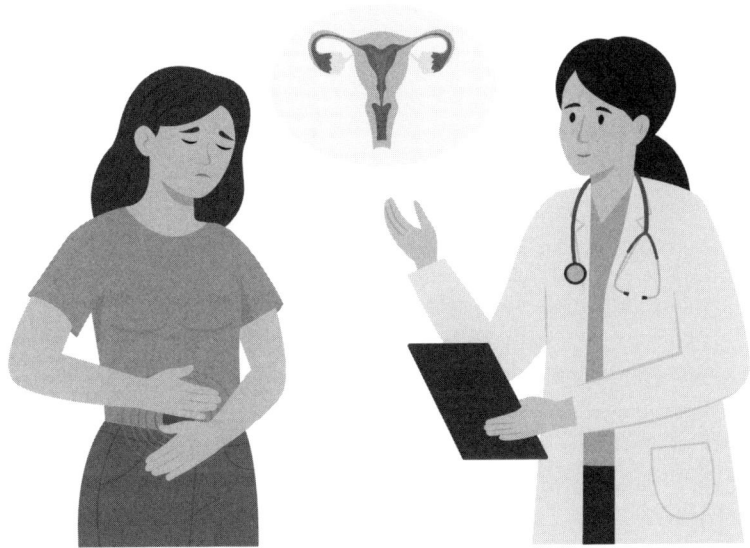

han descubierto que el sexo anal sí les resulta deseable, por ejemplo, y que no se lo habían planteado antes porque no se les había ocurrido o porque tenían prejuicios sobre esta práctica. Lo mismo ocurre con el sexo oral. A veces, no poder hacer una cosa te potencia la creatividad y las ganas de descubrir otras, y el cuerpo tiene infinidad de recursos de placer que hay que explotar. Todo esto, evidentemente, es posible cuando la pareja, si la hay, también tiene un concepto sano del sexo y de la relación y sostiene y acompaña a la mujer en el descubrir de nuevo el cuerpo desde otra mirada.

2. **Otras causas ginecológicas** que pueden provocar dolor en el sexo son:

a) **Endometriosis:** aunque suele diagnosticarse antes, los síntomas pueden persistir o incluso intensificarse después de los 40 años, causando dolor profundo durante la penetración, o después del orgasmo. Cada mujer con endometriosis tiene una sintomatología diferente; a muchas mujeres, el sexo les viene genial y les ayuda a regular su dolor, pero a otras, el sexo se convierte en un verdadero suplicio. Encontrar las prácticas que no disparen el dolor es fundamental. Otras veces, la menopausia reduce drásticamente los síntomas dolorosos. Hay que valorar cada caso de forma individual y encontrar la mejor solución, sin tener que renunciar al placer.

b) **Infecciones** como la candidiasis, una vaginosis bacteriana o infecciones de transmisión sexual (ITS) pueden causar inflamación y dolor en los tejidos. Estas infecciones, por suerte, se tratan fácilmente y desaparece el dolor.

c) **Cirugías ginecológicas, urinarias y rectales.** Todas las intervenciones quirúrgicas dejan cicatrices, y todas las cicatrices pueden producir dolor, especialmente si no se tratan y se les da elasticidad. Las cirugías abdominales, y sobre todo las que afectan directamente a la pelvis y a los órganos intrapélvicos, pueden producir dolor en el sexo por la retracción de las cicatrices, las adherencias y las posibles afectaciones nerviosas. El dolor puede ser por la penetración, pero también a veces por la excitación o el orgasmo. Incluso a veces postorgásmico. Puede que la cirugía se hiciera hace años, y que nunca hubiera dado problemas, pero con el paso del tiempo y la pérdida de colágeno, puede empezar a molestar ahora. En cualquier caso, tratar las cicatrices es vital, y para eso está la fisioterapia especializada en suelo pélvico. Esta resulta de especial relevancia en cirugías ginecológicas, como una histerectomía, donde cambia toda la morfología interna de la pelvis y la afectación sexual es importante ya que puede haber, además de todo el tejido cicatricial, un acortamiento de la vagina y una alteración de la sensibilidad profunda; el nervio vago, que inerva directamente el útero y el cuello uterino, es muy sensible a los cambios y participa en el sexo. Quitar un útero y su cuello no es solo quitar un órgano: es romper todo un equilibrio y alterar la sensibilidad coital.

d) **Las patologías del suelo pélvico,** en concreto la hipertonía de los músculos pélvicos, pueden ser causa de dolor tanto en la penetración como en la excitación o el orgasmo. Si la hipertonía es generalizada, puede impedir incluso la penetración. Si la hipertonía es solo en una zona, o hay un punto gatillo o algo similar, puede que el dolor aparezca solo en determinadas posiciones.

También puede ocurrir que haya días que sí duele y días que no, y eso despista mucho. Sea lo que sea, lo importante es hacer una buena valoración del suelo pélvico y tratarlo, lo que suele ser rápido y efectivo si es un problema muscular.

e) **Existen enfermedades cutáneas** que afectan a la piel y las mucosas de la vulva y la vagina y que claramente van a tener una repercusión en la vida sexual de la mujer. Afecciones como el liquen escleroso pueden ser fulminantes y acabar con la posibilidad de la penetración, de poder tocar o de sentir placer. El liquen es cruel con la vulva, y literalmente se la come: los labios internos desaparecen, el clítoris queda totalmente enterrado dentro del capuchón que no puede retraerse (fimosis), la piel se endurece y se «petrifica». En estas condiciones, es impensable poder disfrutar, sobre todo cuando los brotes están muy activos y el picor o el dolor es permanente. El liquen no tiene cura, porque es una enfermedad autoinmune, pero con el tratamiento crónico (un corticoide) y unos buenos cuidados para mejorar la calidad de la piel en la medida de lo posible (radiofrecuencia, láser, masaje, hidratantes adecuados, plasma rico en plaquetas, etc.) se puede tener una vida sexual bastante buena. Y no olvidemos que el sexo está en el cuerpo, en todo el cuerpo, y no solo en la vulva.

3. **Otras situaciones** que generan dolor:

a) **Ansiedad o estrés** en la vida en general, y con el sexo en particular. El miedo anticipado al dolor o el miedo a lo desconocido, a no estar cómoda o a lo que sea, puede provocar tensión muscular involuntaria, agravando el dolor o generándolo. Además, es muy poco probable que haya una buena excitación si hay niveles de ansiedad o estrés altos y mantenidos, por lo que el dolor puede deberse a esta falta de respuesta corporal ante el estímulo sexual. La vida es más difícil de manejar, pero el estrés o la ansiedad que se producen por el miedo al sexo sí es más factible de tratar con educación sexual y autoconocimiento. Conocernos, conocer nuestros límites y consensuar las prácticas sexuales, es lo primordial (ya hemos hablado de esto antes, lo sé, pero insisto por si acaso).

b) Medicamentos: ciertos fármacos de uso relativamente común en mujeres de más de 40 años (como antidepresivos o tratamientos para la hipertensión) pueden tener un efecto negativo sobre la respuesta sexual, enlenteciéndola o incluso impidiendo que haya. Es importante revisar la medicación, y saber qué puede afectar o no a la respuesta sexual, porque el problema no es que la medicación haga eso, sino no saberlo, forzar la penetración sin estar preparada y asumir que el dolor forma parte de la vida y aguantarse. Evidentemente no vamos a quitar la medicación, pero sí podemos prestar más atención y ser cuidadosas, dar más tiempo, explorar otras vías de placer y entender que no es un problema tuyo, sino una circunstancia de salud que requiere adaptaciones.

c) El temido cáncer: solo nombrarlo ya estremece, ¿verdad? El cáncer es una enfermedad que, afortunadamente y en la mayoría de los casos, ya no es mortal siempre. Cuando nos dan el diagnóstico del cáncer, el sexo se borra de la mente y pensamos que nunca volverá. Ya no. Pero vuelve. Porque, afortunadamente, después de las cirugías, las quimios y las radiaciones, llega un día que te dicen que ya está, que anda bien sujeto ya ese caballo desbocado celular, y que vuelvas a tu vida normal. Y claro, entonces es cuando vuelve el pensamiento sexual, miras el cuerpo y se te cae el mundo encima. Los tratamientos para el cáncer son muy agresivos con las mucosas; unos más que otros. Independientemente del tipo de cáncer, la quimio y la radioterapia, especialmente si se aplican en la pelvis o directamente intravaginal, dejan la vulva y la vagina rígidas, insensibles y muy dolorosas al estiramiento, sin lubricación y sin calidad de tejido. Estas mujeres necesitan un trabajo de rehabilitación y reeducación sexual brutal. Que está muy bien salvar la vida, pero después hay que vivirla y los tratamientos oncológicos no contemplan esto; se les da una atención maravillosa en la sanidad pública para el tumor, pero nada para lo que viene después. Y se necesita mucha fisioterapia y mucha paciencia para tratar de recuperar la funcionalidad sexual lo mejor posible, ya no solo en lo físico, sino en lo mental y emocional también, que el trago no es fácil y resulta muy amargo.

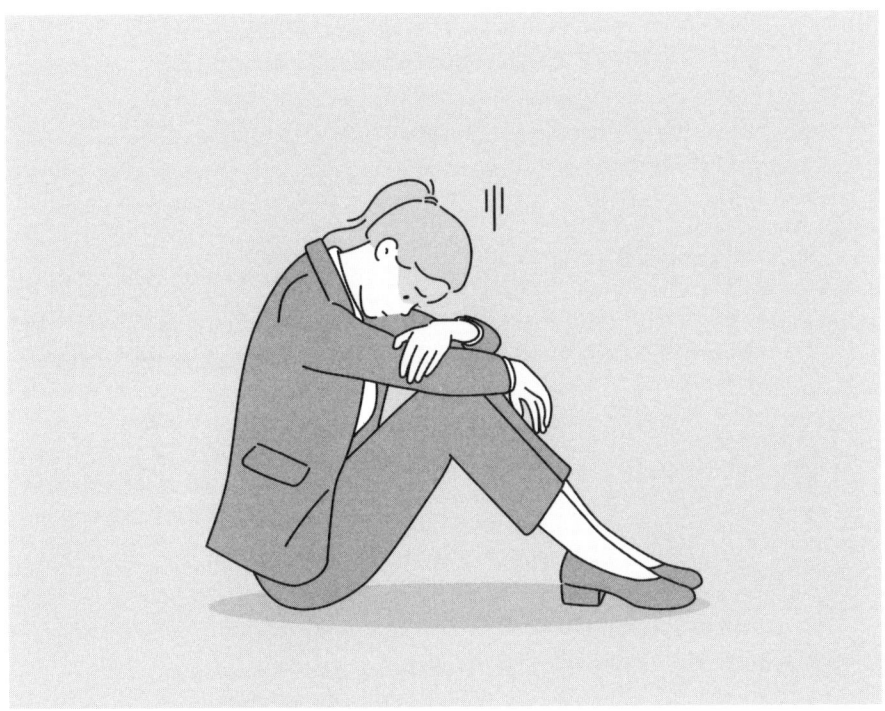

A modo de resumen o conclusiones:

A. Lo primero que hay que pensar cuando aparece el dolor es STOP.

B. Puede que el dolor sea transitorio, pero es mejor no anclarlo al cerebro y para eso no puede haber prácticas sexuales que produzcan dolor.

C. Los lubricantes puede ser una ayuda, pero no son la solución.

D. El sexo es mucho más que un coito: abre la mente y descubre otras rutas del placer.

E. Busca ayuda profesional para comprender la causa del dolor y poder tratarla.

F. Todo dolor puede tener una causa física o psicológica, o ambas. Todo dolor físico afecta emocionalmente y todo dolor emocional produce una respuesta física. Nunca van por separado, en realidad, y hay que tratarlo siempre.

G. Los tratamientos, dependiendo de la causa, podrán ser crónicos o temporales.

H. Los tratamientos deben incluir lo físico, lo psicológico y lo sexual, con los profesionales adecuados para cada esfera.

I. Por si no ha quedado claro: nunca jamás hay que aguantarse el dolor y mucho menos continuar la práctica sexual que lo produce.

Quédate con...

✤ Eres una DIVA (divina e intensa de la vida y del autoamor).

✤ La vida pasa y nos cambia por dentro y por fuera: es inevitable.

✤ Sin sangre no hay paraíso: haz que la sangre fluya por tu vulva y tu vagina, con bailes, vibración y placer.

✤ El cuerpo cambia irremediablemente pero no deja de funcionar; lo hace a otro ritmo.

✤ El colágeno se pierde y se gana en otras cosas, como la sabiduría de las experiencias vividas. Pero el colágeno se cae, y la gravedad atrae hacia abajo toda tu piel y tus carnes. Hagas lo que hagas.

✤ Cuidarse es necesario para mantenerse sana, no joven.

✤ Ejercicio, buena alimentación, hidratación y placer son los elementos básicos de la salud.

✤ Tu deseo sexual no depende de los estrógenos sino de un montón de hormonas y de una serie de circunstancias que condicionan tu respuesta sexual.

✤ Saber lo que deseas es imprescindible para tener buen sexo.

✤ Imaginar relatos eróticos potencia el placer y aumenta el deseo.

✤ La dopamina exige novedad para mantenerte enganchada.

✤ Explorarte y conocerte es básico para disfrutarte.

✤ Solo tú sabes dónde se ponen los límites.

✤ Haz lo que te dé la real gana; perdemos colágeno y filtros, no las ganas de vivir.

✤ Masturbarse no tiene dosis tóxica ni efectos secundarios indeseables.

✤ Las prácticas sexuales son mucho más que un coito.

✤ Ser madre impacta en la vida sexual de muchas formas.

❦ La maternidad trae consigo otros ritmos sexuales y otras prácticas pueden ser más apetecibles que un coito.

❦ Te mereces el placer. Siempre.

A las mujeres nos han enseñado a obedecer, a ser sumisas, a dar sin pedir, a conformarnos, a aguantar, a no priorizarnos, a no disfrutar… y ya basta.

El sexo es parte de ti, como tú quieras vivirlo.

Envejecemos y seguimos deseando, sintiendo y vibrando con el placer. De hecho, el placer adquiere cada vez más sentido a medida que nos acercamos a la muerte. Puede que sea a un ritmo diferente, puede que incluso sea un placer muy distinto con el paso del tiempo, pero sigue siendo placer y sigue siendo tuyo.

Recomendaciones de libros

1. *Desearte: Claves para el deseo sexual femenino.* Laura Cámara. Vergara. 2023

2. *Feminidad salvaje: Manifiesto de una sexualidad propia.* Sonia Encinas. B de bolsillo. 2022.

3. *Sexo afectivo: todo lo que debes saber para disfrutar de un sexo consciente desde el primer día.* Sonia Encinas. Montena. 2023.

4. *El sexo de las madres: sobre gozar y criar en este sistema.* Sonia Encinas. Roca Editorial. 2025.

5. *Tu sexo es tuyo: todo lo que has de saber para disfrutar de tu sexualidad.* Sylvia De Béjar. Booket. 2011.

6. *Tu cambio es tuyo: guía para disfrutar de la madurez sin rendir cuentas.* Sylvia De Béjar. Planeta. 2024.

7. *Sexopausia: guía para el placer en la menopausia.* Laura Cámara. Vergara. 2024.

8. *Hablemos de menopausia: redescubre tu cuerpo, toma las riendas y cuídate.* Miriam Al Adib. Oberon. 2023.

9. *Hablemos de vaginas. Salud sexual femenina desde una perspectiva global.* Miriam Al Adib. Oberon. 2020.

10. *La revolución invisible: cuida tus hormonas a partir de los 40.* Marta León. Lunwerg Editores. 2022.

11. *VULVA MÍA: todo lo que me permitió tratarla con ternura.* Mónica Martín Matilla. Autopublicación. 2024.

Agradecimientos

Siempre nos hicieron creer que la peor enemiga de una mujer era otra mujer.

NO.

No es así.

El príncipe azul son las amigas.

Son ellas las que te salvan cuando la vida se pone difícil.

Son ellas las que le dan color a la vida, cuando la oscuridad te rodea.

Son ellas las que se tumbarán a tu lado en el suelo cuando necesites dejarte caer y las que te echarán la cuerda para que puedas salir del pozo.

Por eso este libro es por ellas.

Porque mis amigas son la vida y he pasado un año terrible del que he salido gracias a ellas.

Compartir la vida con amigas es básico para la supervivencia de las mujeres. Para mí fue trascendental.

Compartir las experiencias sexuales y aprender juntas es algo que no nos enseñaron a hacer pero que siempre estamos a tiempo de empezar.

Los grupos de amigas deberían ser de obligado cumplimiento. Quedar, salir y contarnos las cosas es imprescindible para vivir.

Compartir con mis amigas este despertar sexual de los 50, este sentirme más (v)diva que nunca, ha sido lo mejor del mundo. Por eso quiero agradecer a todas ellas el haber estado ahí y haberme soportado los dramas y haberse alegrado por mis orgasmos.

Gracias a María y su fino sentido del humor. Palo santo.

Gracias a Blanca por darme capones de vez en cuando y quererme sin medida.

Gracias a la Peláez por esas risas infinitas y ese hippie en camioneta.

Gracias a mi Rut que siempre está ahí y me cocina como nadie.

Gracias a Sandra por tirar de mí en Cuerpos y fuera de Cuerpos.

Gracias a mi mana, que ya forma parte de las «amijas» y me ha paseado por todos lados cada vez que lo necesitaba.

Gracias a Cristina por compartir conmigo este camino de la separación y contarme sus experiencias, tan diferentes de las mías y al mismo tiempo tan parecidas en el fondo.

Gracias, Esther y Yolanda, por hacer de público interactivo en nuestro Sexnetflix personal.

Gracias a Ana, a Rosa, a Raquel, a África, a Chasmen y a todas las que en un momento u otro me han dado su tiempo, su risa y su hombro para llorar. Y cerveza…

Y quiero darme las gracias a mí misma por haber sido capaz de reaprender a vivir y a compartirme para gozar. Gracias por haberme escuchado y haber aprendido a poner mis límites y mis condiciones en mi nueva vida. Gracias por verme como lo que soy: la mujer de mi vida.